U0041330

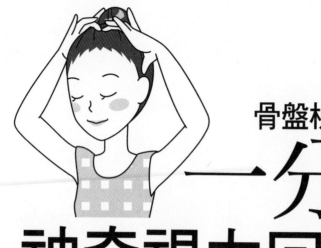

骨盤枕名醫親授

一分鐘
神奇視力回復法

福辻銳記——著 森 和——監修

賴庭筠—— 譯

需要健康的人不一定會健康，創造健康的人才會健康；疾病管理靠醫療，健康促進靠自己，追求健康者不可錯過。

本書讓您自己創造眼睛的健康！

——脊椎保健達人　鄭雲龍

近年來3C產品普及，使用3C產品對眼睛的影響主要是對焦時間過久而造成眼睛痠麻脹痛，及光線過度照射所引發的乾眼症、白內障及黃斑部病變等問題。坊間雖然有很多相關的書籍，然而，這本書卻是從通俗醫學的角度來談眼球老化、進而提出解決方式的好書。作者福辻銳記建議利用飲食、穴道按摩及規律生活，來達到維持眼睛年輕健康的目的，這些原則也相當符合我平時對病人的建議，推薦本書給想保有好視力的民眾。

——護眼達人、新竹國泰綜合醫院眼科主任　陳瑩山

我一直覺得很不可思議。

有人為了避免體力衰退而散步或做體操，

也有人為了預防生活習慣病而注重飲食。

然而，唯獨「老花眼」，人們會毫無疑問地接受──

「原來我已經到了這個年紀啊……」

人們不會試著預防或改善老花眼，

往往是以「趕緊購買老花眼鏡」試圖解決。

我現在七十歲，從來沒有使用過老花眼鏡。

因為我透過以穴道按摩為主的健康管理方式，

身體健康又年輕，抵抗力也強。

「老花眼是眼睛老化的現象，每個人都會經歷。

不過老花眼可以預防，也可以改善，像我就是如此。」

當我對一位朋友這麼說，他感到非常驚訝，
並請我教他該怎麼做。

「眼睛一旦老花，就只能認命。
如果有方法可以改善就好了……」
這本書為有上述念頭的讀者，
整理了能夠輕鬆「改善老花」的方法。
每種方法都只需要花費一分鐘的時間。
因為很簡單，所以能持之以恆。

我身為ＡＳＵＫＡ針灸治療院的院長逾三十年，
為超過5萬名患者進行針灸、指壓、整骨、
推拿等中醫療法，協助患者重拾美麗與健康。
中醫的治療方法能夠提高人體自然治癒力、
具備各式各樣的改善效果。

一如消除「肩頸僵硬」、「發麻」、「倦怠」、

「發冷」等不適的症狀，生活就會完全改變；

只要改善眼睛老花、疲勞，以及隨之而來的肩頸僵硬與

不適，就能擁有豁然開朗的生活。

事實上，只要預防並改善老花眼，

還能預防並改善身體與腦部的老化。

也就是說，認真面對老花眼，將是回復青春的大好機會。

希望本書能夠協助各位改善老花眼、找回年輕的身心。

Content 目次

Chapter 1
視力早衰自我檢測

Content 目次

Chapter 2
消除眼睛疲勞 視力早衰退散！

Chapter 3
透過按摩與體操 常保眼睛健康！

Content 目次

Chapter 4
打造眼睛不老神話 從日常生活做起！

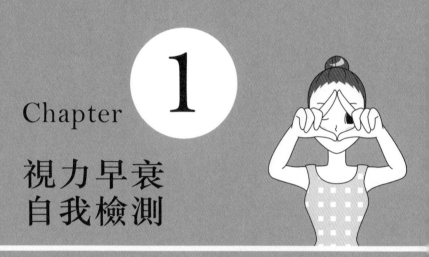

Chapter 1

視力早衰
自我檢測

年輕就不需要擔心老花眼？
其實不然。最近有許多人才三、四十歲，眼睛就老花了。
因為老是看近物，很少看遠景或休息，
使眼睛的肌肉變得衰弱。

你的眼睛老花了嗎？
□ 自我確認表

首先，讓我們確認一下你目前的症狀。

若左方確認表中的文字描述符合你的情況，請勾選該項目。

□ 閱讀報章雜誌時，會不知不覺地將距離拉遠一些。

□ 看不清楚手錶呈現的時間。

□ 無法將線穿過針眼。

□ 感覺不戴眼鏡，反而看得比較清楚。

□ 覺得房間比以往昏暗。

□ 不想在擠滿人的車廂裡閱讀報章雜誌。

□ 總覺得眼前霧霧的。

□ 看錯數字或文字的情況越來越常見。

□ 覺得路燈、霓虹燈亮得刺眼。

□ 閱讀時若突然望向遠方，會遲遲無法對焦。

□ 眼睛四周經常感到疲勞，而且覺得眼壓很高。

□ 看不清楚手機的簡訊。

□ 中午時分還好，但清晨與傍晚閱讀報紙或書籍就很
　辛苦。

□ 經常因眼睛疲勞而肩膀僵硬。

□ 長時間持續細部作業會覺得很痛苦。

□ 看不清楚洗衣粉、化妝品等瓶瓶罐罐的說明。

□ 看不清楚超市商品的有效期限。

□ 無法閱讀在移動車廂或汽車上的文字。

□ 地面高度稍微有些落差就會不小心跌倒。

你的情況符合了幾項？若是符合三項以上，表示你的眼睛已經開始老化。

不過不需要氣餒。因為眼睛的老化——也就是老花眼——可以改善。

老花眼一點都不丟臉！

「最近我覺得自己的視力退步了⋯⋯」

「我覺得眼壓好高。」

我發現，最近越來越多前來針灸治療院求診的患者表示「眼睛不舒服」。對著電腦工作、頻繁使用手機⋯⋯等等，現代人的生活造成眼睛非常大的負擔。

因此，視力下滑、眼睛疲勞，是身處現代社會無法避免的問題。

加上隨著年紀增長，身體各部位都會變得衰弱。

比如說再也無法像以前那樣矯捷地爬樓梯、光是站起身就覺得好辛苦，這些是腿部與腰部老化的徵兆。

同樣的，當你覺得「看不清楚近物」，比如說「看不清楚餐廳的菜單」等，就是眼睛老化的徵兆。

只要是人，就會老化。不需要杞人憂天。

「我得戴老花眼鏡啦……」

許多眼睛老花的人會這麼想。既然眼睛老化了，那也沒辦法。甚至有不少人因為覺得「老花眼好丟臉」，而隱瞞自己看不清楚的事實，過得十分不方便。

然而，事情不是這樣的。只要稍微訓練腿部與腰部，就可以輕鬆走路；只要訓練眼睛、檢視習慣，就可以改善老花眼。

重點是──不要放棄、不要置之不理，而且不要覺得「丟臉」。

此外，我接下來會慢慢說明，老花眼是「使你更神采奕奕、更朝氣蓬勃」的機會。

本書除了說明如何改善老花眼，包括恢復視力的方法與提示，以及能夠使人彷彿恢復年輕般的「福辻流」觀念。

接下來，就讓我們積極地面對老花眼吧！

老花眼是回復青春的大好機會！

　　我現在七十歲，左右眼的裸視視力都維持在1.0。打從年輕開始，我就很喜歡看電影，總是想：「如果坐在電影院最後一排時會看不見字幕，我就要去配眼鏡。」不過一直到現在，我從來沒有戴過眼鏡，包括近視眼鏡與老花眼鏡。即使年輕時視力好，老了以後眼睛也會老花。不過我因為持續進行本書介紹的眼睛運動，並透過伸展維持身體健康，因此老化的速度比較慢。

　　年輕就不需要擔心老花眼？其實不然。最近有許多人才三、四十歲，眼睛就老花了。因為老是看近物，很少看遠景或休息，使眼睛的肌肉變得衰弱。

此外，生活不規律也是導致老花眼的主因之一。鮮少活動身體、老是攝取速食等油膩食物、無論在公司還是在家都一直盯著電腦與手機、躺著看電視等，這些以往完全無法想像的習慣越來越多。你是否也是如此？

　　這些習慣導致了「年輕老花眼」的出現。

　　眼睛是了解身體是否健康、生活是否正常的風向球。眼睛很早就老花的人，一定過著「快速老化」的生活。因為身體的老化不可能只有眼睛。眼睛一旦老花，就要檢視自己的身體與生活。若是置之不理，身體就會衰老，導致老花眼不斷惡化。

　　發現自己的眼睛老花，是「恢復年輕」的大好機會。與其煩惱，不如趕緊行動，盡力使眼睛、身體恢復年輕。

為什麼眼睛會老花呢？

　　眼睛是自大腦延伸出來的器官，也是與精神（心靈）密切相關，十分纖細而精密的器官。

　　此外，眼睛在人類的生活中扮演非常重要的角色。因為我們自外部獲得的訊息，有8成來自視覺。

　　在此，我將簡單說明眼睛的構造與老花眼的成因。

⋮眼睛捕捉到的畫面會立即傳遞至大腦

　　當我們用眼睛「看」，光線（圖像）會透過眼球正面的角膜（透明的膜）進入眼球，接著穿過內部猶如鏡片的前房與水晶體等。水晶體除了折射光線，還能聚焦，將眼睛接收到的資訊投射在眼球深處的視網膜。

　　以相機來比喻，視網膜就像是底片。視網膜具備1億個

以上辨識形狀、色彩的視細胞，能夠將光線轉換成電流，並透過視神經將電流傳遞至大腦。從眼睛至大腦——這一連串的過程，瞬間就能完成。

⫶水晶體與睫狀肌使眼睛聚焦

水晶體的厚度決定眼睛是否能看清楚，而負責調節厚度的是睫狀肌。也就是說，體積非常微小的睫狀肌扮演著聚焦的角色。

當我們看近物，水晶體會膨脹，提高光線的折射率；而當我們看遠景，水晶體會變薄，降低光線的折線率。即使我們不特別留意，水晶體也會自動調節厚度，使眼睛聚焦而確實看清楚。

由於水晶體這塊鏡片的厚度是由睫狀肌調節的，因此睫狀肌亦稱為「焦距調節肌」。

﹕「水晶體硬化」為老花眼的成因之一

事實上，老花眼不是因為視力下滑。甚至有人左右眼的視力皆為1.5，老花眼還是日益惡化。

所謂老花眼，是指前述的「調節力」下滑。水晶體一旦變硬，鏡片的厚度也就難以調節。「水晶體硬化」便是老花眼的成因。角膜不會老化，但是水晶體會隨著年紀增長而老化、硬化。

那麼，為什麼水晶體會硬化呢？

水晶體由隨著時間新陳代謝的「纖維細胞」組成。而人體的肌肉，會在皮膚深處產生新的纖維細胞，並將舊的纖維細胞推向皮膚表面，最終剝落；然而水晶體的纖維細胞則是在表面產生新的，將舊的堆積在眼球內側。隨著年紀增長，舊的纖維細胞持續累積，水晶體會越來越大而比較難吸收水分與營養。此時纖維細胞就會硬化。

∴「睫狀肌功能衰退」也是老花眼的成因之一

老花眼的成因並非只有水晶體硬化，牽動水晶體的肌肉——睫狀肌的功能衰退也是成因之一。

比如說長時間滑手機，眼睛老是盯著相同的位置，睫狀肌就會持續收縮。

就像一直維持相同的姿勢，肌肉會變得僵硬，睫狀肌也會因長時間緊繃而疲勞，導致功能下滑。

因此，要預防老花眼，必須訓練水晶體與睫狀肌。

這是非常重要的關鍵。

眼睛的構造

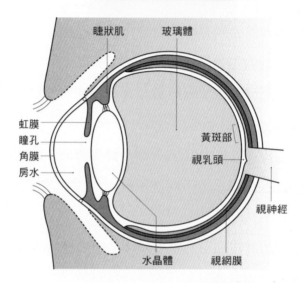

睫狀肌　　玻璃體

虹膜
瞳孔
角膜
房水

黃斑部
視乳頭

視神經

水晶體　　視網膜

眼睛調整焦距的方法

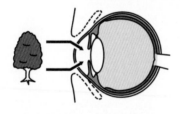

以角膜折射進入的光線（圖像）。

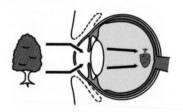

水晶體調整焦距，將圖像投影在視
網膜（上下左右顛倒），由大腦修
正為正確的圖像。

該如何分辨真老花？假老花？

⁝視力好的人，眼睛會比較早老花？

「我的視力從小就很好，現在也維持在1.5。」

你是否曾經因為年輕時誇耀自己的視力，而被其他人說：「那你的眼睛一定很快就會老花了。」

視力好的人、遠視的人，眼睛會比較早老花；近視的人，比較不容易老花──這是存在已久的傳言。

然而這完全是錯誤的，應該說是因個人感覺而產生的「誤解」與「偏見」以訛傳訛的結果。

請容我在此簡單說明「老花眼」、「遠視」與「近視」。

首先，老花眼一如前文所述，是指「眼睛調節能力衰退」。絕大多數的人認為「老花眼就是看不清楚近物」，事

實上，那只是老花眼的症狀之一。正確來說，老花眼是「無論看近物還是遠景，都不容易對焦」。

接著是遠視。「可以看得很遠」不是遠視的症狀，遠視的症狀是「無論遠近都看不清楚」。所謂遠視，是指眼睛無論何時何地都發揮著最大的調節能力。這種狀態一旦持續，自然很快就會感到疲勞，導致調節能力衰退得很快。這應該是導致人們誤解「遠視的人，眼睛會比較早老花」的原因。

最後是近視。請各位明白近視是指「具備看近物的調節能力」。雖然看遠景的調節能力不高，但看近物不成問題。因此比起遠視的人，近視的人依賴眼睛調節能力的比例較低。此外，近視的人會覺得「看不清楚應該是因為近視度數加深了吧……」而比較晚發現眼睛老花的問題。

也就是說，覺得眼睛比較早或比較晚老花，只是意識到自己「看不清楚」的時間不同。幫助眼睛聚焦的調節能力隨

著年紀增長而衰退——無論近視或遠視，這點不會改變。

⠿戴老花眼鏡會使老花眼惡化？

　　這樣的謠言也時有耳聞，事實並不然。戴老花眼鏡，的確能使眼睛看清楚。因為即使眼睛本身無法調節，眼鏡也會使眼睛處於調節過的狀態。

　　拿下眼鏡之後，由於眼睛需要時間習慣，所以會暫時覺得看不清楚。過了一段時間，眼睛自然就會恢復。人們只是因為在意「看不清楚的瞬間」而誤以為「戴老花眼鏡會使老花眼惡化」。

看近物	看遠景

睫狀肌自上下施力，使水晶體變厚。　　睫狀肌放鬆，使水晶體變薄。

選擇老花眼鏡的注意事項

關於老花眼鏡,請先了解下列重點。

請不要隨意依照自己的判斷選擇眼鏡。比如說,明明你只需要力量為「一」的老花眼鏡,卻為了能夠看得更清楚而選擇了力量為「二」的老花眼鏡。這麼一來,眼睛會以為「既然如此,那我就不需要努力了」,而放棄調節水晶體與睫狀肌,導致視力越來越差。眼睛的肌肉一如四肢的肌肉,若是不多多活動、鍛鍊,就會日益老化。

請諮詢眼科或專家,確實檢查後,配一副最適合現在的自己的老花眼鏡。

我的想法是眼鏡度數不要太強,例如使眼睛看得清楚的程度達到120％,只要「開車不受影響」即可。平常不要戴,「有需要的時候再戴,而且是使眼睛看得清楚的程度達到80％就好」,才能避免老花眼惡化。

就像我一再重複的，老花眼是眼睛肌肉衰弱導致調節能力下滑的症狀。若是不鍛鍊，肌肉就會變得衰弱。眼睛需要「保護」，但不需要「過度保護」。就像過度保護孩子，會使孩子習慣「依賴」而缺乏膽量與耐力。

　　「反正老花眼一定會惡化，那就配一副度數比較高的老花眼鏡吧！」這樣的想法可能會加速老花眼的惡化。

　　請重視眼睛，但請不要溺愛眼睛。

伴隨老花眼而來的眼疾

　　眼睛老化與許多眼疾有關。眼睛因年紀增長而出現的問題，不是只有老花眼。希望各位視老花眼為「大好機會」，好好保養眼睛，避免罹患眼疾，或能「早期發現，早期治療」。

　　在此，我將說明最具代表性的眼疾，包括「白內障」、「青光眼」、「飛蚊症」，以及許多年輕人也會罹患的「乾眼症」。

⋮眼睛一旦老花，就要留意白內障

　　白內障是指原本是透明的水晶體呈現混濁的白色或黃色，症狀為眼球混濁、視線模糊與異常畏光。

　　白內障有可能是先天或外傷引起，不過絕大多數都是因

年紀增長而產生。

到了五十多歲，有4至5成的人會出現白內障的症狀；到了七十多歲，更有近9成的人會罹患白內障。也就是說，**當眼睛開始老花，表示白內障也有可能悄悄找上門來。**就像白頭髮與皺紋，一開始可能不會留意，但情況會隨著年紀增長而變得明顯。

預防與發現白內障的方法，就是一旦發現「眼睛老花了」，就要對水晶體開始混濁一事有所自覺。**建議各位前往眼科接受水晶體檢查。**若是診斷發現出現白內障的症狀，就要遵照醫師指示接受治療。治療白內障有許多方法，包括眼藥水、手術等。

即使診斷表示「現在還不需要擔心」，也要提前預防，畢竟白內障是會隨著年紀增長而惡化的疾病。

比如說經常活動眼球、按摩眼睛四周，鍛鍊水晶體與睫狀肌。或是熱敷眼睛以促進血液循環、積極攝取有益眼睛健康的食材（維生素等），有許多簡單的方法即使在家也可以進行（詳情請參考Chapter 2、3）。

可能會造成失明的青光眼

青光眼是睫狀肌功能隨著年紀增長而下滑所引起的疾病，因此也可以說是眼睛的老化症狀之一。

不過青光眼比白內障還要嚴重。白內障症狀若是惡化，可以透過手術治療；青光眼則有可能造成失明。事實上，青光眼是造成後天失明的最大原因。

青光眼的成因目前尚未查明，但一般認為與眼壓有關。

眼壓一高，眼球深處的視神經就會受到壓迫，使視野逐漸變得狹窄，甚至完全失去光線。

眼壓之所以升高，是因為「房水」的分泌與排出失衡。

房水是維持眼睛健康的重要液體。當房水的排出功能因年紀增長而下滑，累積的房水就會使眼壓升高，進而壓迫視神經，出現想吐、頭痛等症狀。也就是說，青光眼的自覺症狀比較明顯。

然而最近「正常眼壓青光眼」的患者越來越多，佔了青光眼患者的7成。明明眼壓正常，視神經卻仍受到慢性壓迫。

　　正常眼壓青光眼的患者起初沒有自覺症狀，視野會在五年、十年後變得狹窄。我不是在危言聳聽，不過一般發現罹患青光眼時，往往都已經很嚴重了。

　　無論如何，一旦覺得「視野變得狹窄」、「看不清楚」或是出現「頭痛」等症狀，請立刻接受檢查。這一點非常重要。

　　尤其是近視的人、左右眼視力差距很大的人要特別留意。過度使用眼睛的人容易罹患青光眼，而且極有可能其中一眼出現強烈的症狀。

　　在家裡可以做的，應該就是促進眼睛四周的血液循環吧！平常就要留意正確使用雙眼，確實鍛鍊眼睛並使眼睛充分休息。此外，定期接受檢查是最好的預防方法。

：飛蚊症有兩種

飛蚊症是指，總覺得有異物在眼前飛舞的症狀。

形狀、大小可能不同，但是只要移動眼球，異物也會隨之移動。即使揉眼睛，異物也不會消失。就像好幾隻蚊子在眼前飛舞的感覺，使人心煩意亂。

飛蚊症有兩種，一種是不需要特別治療的「生理現象」、一種是必須治療的「病理症狀」。

生理現象的飛蚊症，就是一種老化。當眼球內部老化，眼球內部名為玻璃體的纖維與水分就會分離，在眼球內部移動。這些纖維就是異物的真實樣貌（稱為「後玻璃體剝離」）。這並不是疾病，所以不需要過度神經質。

減少使用電腦造成眼睛負擔的時間、確實戴太陽眼鏡抵擋紫外線等，都是預防飛蚊症的方法。此外，攝取對眼睛有益的食物，也能延緩老化。

病理症狀的飛蚊症，可能是視網膜破洞或剝離等重大疾病的症狀。發現「眼前出現異物」時，建議及早接受檢查。

╏ 化妝的人要留意乾眼症

近年增加了許多乾眼症患者。一如其名,乾眼症就是覺得眼睛十分乾燥。出現「眼睛睜不太開」、「眼睛一直有異物感」等自覺症狀,即為乾眼症的徵兆。

乾眼症的成因為淚水不足。身處空調環境中,淚水容易蒸發。時間一長,淚水就會不足。此外,有些人分泌的淚水原本就比較少,或者淚水因鼻淚管阻塞而無法順利分泌,這些情況都有可能導致乾眼症。

在房間內放置加濕器或是以熱毛巾熱敷補充水分,都可以避免淚水蒸發。

自己創造分泌淚水的機會,也可以增加淚水量。比如說刻意打呵欠、忍住不要眨眼睛,都能使眼睛分泌淚水。只要一天進行上述動作數次,就能刺激淚腺,增加淚水量。

女性要特別留意鼻淚管阻塞的問題,因為眼影、睫毛膏平常都有可能溶解在鼻淚管出口,導致鼻淚管阻塞。

請仔細留意眼妝不要過於靠近眼角，或是避免頻繁補妝。

　　「哭泣」也是預防乾眼症的方法之一。欣賞感人的電影時哭泣很好，平常想哭泣時也請盡情哭泣。這麼一來，不僅心情能夠放鬆，眼睛也會變得滋潤。

從中醫的角度了解眼睛

中醫與西醫的差異

在此我將說明我的專業領域——中醫與眼睛的關係。

西醫一如其名，是誕生於西方的醫學，亦可稱為近代醫學。西醫治療時大多針對患部進行。比如說眼睛出現問題，就直接治療眼睛，包括眼藥水、外科手術等。雷射矯正也是西醫的治療方法之一。「排除病因」是西醫的基礎概念。

另一方面，中醫起源於中國。中醫與西醫最大的差異在於，中醫治療時不會針對患部，而會綜觀全身。

即使眼睛出現問題，也會透過調整全身的狀態，使眼睛恢復正常。

中醫的基礎概念為「不直接割除患處或給予藥物，而是

提高身體的自然治癒力」。

　　兩者無法比較孰優孰劣。西醫能夠解決中醫無法解決的症狀，而中醫也可能改善西醫無法處理的疾病。

⠸保養肝臟也能保養眼睛

　　中醫古籍有云：「五臟六腑之精氣皆上注於目，而為之精。」也就是說，五臟六腑的精氣（生命的能量）全部灌注於眼睛，循環全身的經絡穴道都會經過眼睛。

　　中醫認為眼睛和眼睛四周與五臟六腑有密切的關係，而下列部位對應著五臟六腑各器官。

眼睛部位	內 臟
瞳　　孔	腎　臟
虹　　膜	肝　臟
眼　　白	肺　臟
眼頭與眼尾	心　臟
眼　　瞼	脾　臟

五臟六腑如果健康且功能正常，眼睛自然沒有問題——這是中醫的觀念。

　　中醫甚至認為「肝開竅於目」，表示肝臟對眼睛有很深的影響。

　　肝臟是人體維持運作非常重要的器官，會根據身體的狀態，使糖分、蛋白質等自消化管吸收的營養轉變或累積起來，而且能夠排出體內製造的有害物質。

　　一旦暴飲暴食，就會造成肝臟的負擔。若肝臟負擔超載，就會使眼睛的視線變得模糊，甚至導致老花眼、白內障等症狀惡化。P17所提到的生活不規律會使老花眼惡化，即與這點有關。

　　因此，若要預防老花眼，「保養五臟六腑，尤其是肝臟」更為重要。

　　注重飲食習慣是不可或缺的。此外，也請多透過刺激穴道或針灸保養肝臟。

腦不老，眼也不老

鍛鍊眼睛與大腦的「視力」

一如P18所述，「能夠看見」是指眼睛吸收的光線轉換成電流，使大腦做出「能夠看見」的判斷，並傳遞至身體其他部位。

比如說人們看見球之所以會接住，是歷經「眼睛看見球→大腦判斷→移動手部」一連串的過程。

因此，為了避免視力因近視或老花眼而下滑，我們不僅要「適當使用眼睛」，也要「適當使用大腦」。老花眼，是「老花腦」的前兆。訓練「眼睛的視力」時，若不一併訓練「大腦的視力」，就沒有意義了。

：「能夠看見」的意念能「使自己看見」

「看」是眼睛與大腦共同完成的動作。長時間持續看近物，大腦就會判斷「只要調整這樣的焦距即可」，導致近視的產生。

相反的，經常調節遠近，甚至看３Ｄ（立體）圖片（影片）等，大腦則會判斷「眼睛必須因應各式各樣的距離，得好好加強眼睛的功能才行」，進而提升視力。

此外，意念也很重要。當你消極地認為「我從事電腦相關工作，眼睛下滑也是莫可奈何」、「年紀大了一定會老花眼」……就會導致大腦判斷「看不清楚也無妨」，進而使視力下滑。

人只要覺得「能夠看見」就能夠看見，「能夠看見」的意念能使自己看見。

眼睛改善，大腦就會活化；大腦活化，視力也能提升。請積極地活化眼睛與大腦。

自律神經是維護眼睛健康的關鍵

∵ 壓力造成眼睛疲勞

眼睛畏光、視線模糊，眼睛深處劇烈疼痛。

出現上述症狀的患者日益增加。如果好好睡一晚就能減輕症狀，眼睛只是稍微不適；但如果充分休息後還是無法減輕症狀，就是「眼睛疲勞」。

眼睛疲勞，除了因過度使用眼睛而起，精神方面的壓力也會造成影響。

精神壓力之所以影響眼睛，與自律神經的均衡有關。

∵ 如翹翹板般運作的兩種神經

接下來我將說明眼睛與自律神經的關係，內容或許比較

專業，還請見諒。

自律神經是指調節內臟運作與血液流動的神經。自律神經有兩種，「交感神經」與「副交感神經」。

交感神經是使大腦、身體亢奮的神經，作用於身體緊張時，使身體盡可能發揮功能。因此，交感神經在白天時比較活躍。

另一方面，副交感神經是使大腦、身體放鬆的神經，讓身體盡可能休息。因此，副交感神經在夜晚時比較活躍。

只要上述兩種神經能在一天之中交互並均衡作用，身體各方面的功能就能正常運作。

自律神經失調會導致身體與眼睛出現問題

讓我們從自律神經來了解眼睛的功能。

當交感神經比較活躍時，瞳孔會放大；副交感神經比較活躍時，瞳孔會縮小。只要上述兩種神經維持均衡，眼睛就能確實運作與休息，不會出現問題。

然而，當一個人生活忙碌到沒有時間睡覺，或內心懷抱相當大的壓力，就會導致交感神經總是比較活躍。這麼一來，自律神經不再維持均衡，而疲倦不斷累積，眼睛與身體就會出現問題。

　　這就是所謂的自律神經失調。

　　自律神經失調將加速眼睛的老化。

　　其中問題最大的是，維持眼睛健康不可或缺的液體——房水分泌不全，以及隨之而來的眼壓上升。

　　房水具有調節眼壓的功能，而控制房水分泌的，即為自律神經。若是房水無法正常運作，視力就會下滑，甚至罹患青光眼等疾病。

⠿ **充分的日曬與睡眠**

　　為使足以影響眼睛的自律神經維持均衡，首重生活規律。對於忙碌的現代人來說，生活規律不是這麼簡單可以達到的。因此，至少要留意下列三項重點。

一、固定的起床時間

即使就寢時間不固定，每天也要在相同的時間起床。

二、充分日曬

起床之後接受日曬，可以提醒交感神經「該工作囉！」

三、充分睡眠

就寢時不要開著電視，在寧靜、黑暗之處確實休息，提醒副交感神經「該休息囉！」

上述三項重點是為了使大腦確實切換「活動模式」與「休息模式」。

或許有些人無法「白天起床、夜晚就寢」，此時請自行培養「能夠切換兩種模式」的習慣。

舉例來說，睡覺前固定泡澡、起床後固定淋浴等。只要上述兩種神經維持均衡，就能減輕眼睛的疲勞，身體情況也會好轉。

正確呼吸，避免眼睛「缺氧」

眼睛最主要的營養為氧氣

人生在世，氧氣不可或缺。只要不吸進氧氣，人就會死亡，而人體內的60兆個細胞，也需要將氧氣轉換為能量。

眼睛亦然。一天動作10萬次以上的眼睛，需要大量氧氣。

負責運送氧氣的是血液。人體有大量血液集中於眼睛，尤其是細胞很多的視網膜，更是具備無可計數的血管。

事實上，人體中只有眼睛能夠近距離觀察血管。

眼睛也會「缺氧」

若血液確實流動，不會出現缺氧的情況。血液能夠順利

運送營養，也不會累積老廢物質。然而血液一旦堵塞，供給眼睛的氧氣與營養就會減少。這就是所謂的「缺氧狀態」。眼睛缺氧與各種眼睛問題密切相關。

一是視力下滑。水晶體、睫狀肌失去彈性，導致近視、老花眼惡化。

二是眼睛疲勞。眼睛血液堵塞，水晶體的新陳代謝就會變差。結果水晶體混濁便形成白內障。房水分泌不足導致眼壓升高，則罹患青光眼的機率較大。

前面我介紹了各種眼疾的症狀與成因，事實上，「缺氧」是最根本的主因。

∷深呼吸可增加氧氣

按摩促進血液循環，是避免眼睛缺氧的方法之一（我將在Chapter 3詳述），而最重要的關鍵是呼吸。畢竟人們是透過呼吸使氧氣進入體內的。

然而，各位知道人們吸進的氧氣會隨著年紀增長而減少

嗎？八十多歲的人吸進的氧氣，比三十多歲的人吸進的氧氣少了7成左右。可以推測，眼睛的問題之所以隨著年紀增長而增加，與吸進的氧氣減少有關。

為了避免眼睛缺氧，刻意深呼吸非常重要。

一般來說，較淺的呼吸為胸式呼吸、較深的呼吸為腹式呼吸，也可以說是全肺呼吸。比起胸式呼吸，腹式呼吸更能使肺部膨脹、使橫隔膜移動，使身體吸進大量氧氣。隨著年紀增長，應該要盡可能採取腹式呼吸。

∷將意識集中於「吐氣」

腹式呼吸的重點在於，吐氣要比吸氣用力。

只要慢慢地、深深地吐氣，就能深深地吸氣。

當人們吐氣吐到底，身體自然就會需要氧氣，而吸進大量的氧氣。

一天數次深呼吸即可，請刻意深深地吐氣。

當眼睛獲得的氧氣增加，視力就能提升，進而預防老花眼惡化、避免眼疾發生。

大腦也需要氧氣

一如眼睛，血管錯綜複雜且必須立即處理並整理資訊的大腦，也需要確實獲得氧氣。

如果因為長時間待在狹小的房間裡而覺得頭沉甸甸的，表示大腦呈現缺氧狀態。

確實獲得氧氣，能夠活化大腦、提升專注力。大腦精力充沛，也有助於眼睛發揮功能。

雖然我在此主要說明的是呼吸方法，但類似像健走等有氧運動，能夠增加人們獲得氧氣的方法還有很多。

請尋找適合自己的方法，確實將氧氣運送至眼睛與大腦。

預防眼睛老花，看起來更年輕！

∴重拾「能夠看見」的喜悅

在此以我朋友的父親為例。

六十五歲的敏夫先生喜愛閱讀，也喜愛欣賞棒球比賽與時代劇。雖然敏夫先生個性開朗，卻曾罹患輕度憂鬱症。原因是「老花眼惡化，導致他看不清楚」。

老花眼初期還好，但他沒有確實前往眼科就診，而隨意購買並使用市售的老花眼鏡，導致老花眼逐漸惡化。

他因為自認「反正我看不清楚」、「我好累」而失去閱讀的樂趣。就連好不容易錄下來的大聯盟棒球比賽、時代劇，他也因為自認「好麻煩，我看不見遙控器上的按鈕和節目表」而放棄。最後他顯得越來越老，變得不太笑，也不太說話。

為此，儘管敏夫先生心不甘情不願，他的女兒仍強迫他前往眼科就診。在眼科醫師的指導下，他購買並使用適合自己的老花眼鏡。此外，他的女兒也推薦他進行眼球運動與眼部按摩。

　　結果他的視力逐漸恢復，而重拾「能夠看見」的喜悅。目前他又開始積極閱讀，甚至會前往棒球場、電影院等場所。

　　不僅視力，他的憂鬱狀態也獲得改善。當然包括他本人、他的女兒與家人都非常開心。

﹕視力恢復有許多好處！

　　能夠看見時不會了解，等到看不清楚時才能體會「能夠看見」的重要性。

　　即使眼睛開始老花，只要努力維持並恢復視力，就能燃起能夠看見的喜悅與想看的好奇心。經常使用眼睛，大腦接收到的資訊就會增加；大腦一活化，對眼睛也會產生好的影響。

目前眼睛因年紀而嚴重老花的人也請不要氣餒，或許使視力恢復的時間比年輕人長，但也沒有那麼困難。

　　從下一章開始，我將介紹改善老花眼的具體方法。
　　老花眼能夠改善、視力能夠恢復。
　　請務必這麼認為。
　　相信自己、積極面對，將帶給你「能夠看見」的喜悅。

專欄

分辨慣用眼的方法

　　儘管我們平常都是同時使用雙眼，但絕大多數的人都有所謂的慣用眼。

　　若左右失衡，眼睛就會容易疲倦，或導致慣用眼出現問題。請確認自己的慣用眼，維持左右平衡。這麼一來，就能預防視力下滑或眼睛老花。

　　確認方法很簡單。單手的拇指與食指相連，形成一個圈。接著，拿起桌上的物品（瓶蓋或戒指等，物品不拘）放進圈中並使用雙眼看。當雙眼覺得物品在圈中時，改為單以左眼與單以右眼看。當單以一眼看而物品沒有離開圈中，表示該眼即為你看近物的慣用眼。

接著，使用雙手拇指、食指比出一個三角形，對準遠方的物品（牆壁上的時鐘、月亮等）。同樣的，改為單以左眼與單以右眼看，當單以一眼看而物品沒有離開三角形，表示該眼即為你看遠景的慣用眼。有些人看近物與看遠景的慣用眼相同，有些人不同，建議各位使用上述兩種方法進行確認。

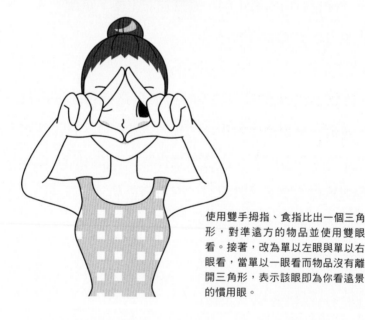

分辨慣用眼

使用雙手拇指、食指比出一個三角形，對準遠方的物品並使用雙眼看。接著，改為單以左眼與單以右眼看，當單以一眼看而物品沒有離開三角形，表示該眼即為你看遠景的慣用眼。

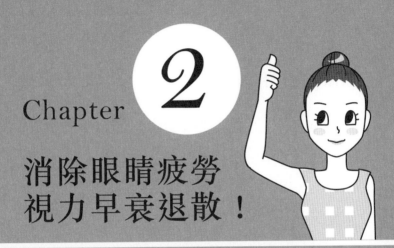

Chapter ②

消除眼睛疲勞
視力早衰退散！

老花眼是指眼睛的調節能力衰退。
眼睛疲勞會使老花眼惡化，建議透過刺激穴道、按摩等方法，
改善血液循環、消除疲勞，使眼睛感覺煥然一新。
接著，透過訓練強化眼部肌肉與眼球的功能。

擁有不易老化而健康的眼睛

⋮讓眼睛變年輕的方法

　　無論是誰，身體功能都會隨著年紀增長而衰退。即使希望自己永保青春，仍會出現身體越來越不聽使喚、容易感到疲倦、疾病與傷口越來越不容易痊癒等情況。為了減緩身體功能衰退的速度，人們會積極活動身體。

　　眼睛亦然。眼睛會隨著年紀增長而老化，然而一如身體，只要適當訓練與按摩，就能減緩眼睛老化的速度。

　　舉例來說，老花眼是指眼睛的調節能力衰退。透過訓練，就能提升眼睛的調節能力。

　　此外，眼睛疲勞會使老花眼惡化，建議透過刺激穴道、按摩等方法，改善血液循環、消除疲勞，使眼睛感覺煥然一

新。接著，透過訓練強化眼部肌肉與眼球的功能。

∷隨時都能進行的輕鬆訓練

我是針灸師，能夠自己為自己針灸。我甚至會因為眼睛或身體感到疲倦而為自己針灸，而且像隻「刺蝟」般地在室內走來走去。

當然一般人無法自己為自己針灸，忙碌時也很難專程前往針灸治療院。

為此，我在Chapter 2、Chapter 3中整理了能夠在家中進行且「有益眼睛」的訓練，範圍相當廣泛，包括輕鬆的體操與中醫的穴道。

實踐這些方法有下列目的。

一、使眼睛健康而不易老化。

二、舒緩疲倦、疼痛等症狀，預防老花眼與眼疾。

三、提升調節力等「使眼睛看得見的能力」。

四、透過使眼睛健康來提振身心。

為使眼睛健康，不只是眼睛，必須考量全身的情況。

因此Chapter 2的重點為眼睛與眼睛四周、Chapter 3的重點則是眼睛以外的部位與姿勢。

承認你的眼睛老花了

：眼睛跟大腦都要「抗老化」！

美容界經常提到「抗老化」一詞，是指努力抑制、減緩老化並維持年輕。

我們是不是也能以「抗老化」的觀點來思考眼睛的問題呢？

一如P18所述，人們自外部獲得的訊息，有8成來自視覺。這些訊息從眼睛傳遞至大腦，若是對老花眼置之不理，只認為「年紀到了沒辦法」，傳遞至大腦的訊息將會減少，導致大腦隨之老化。

眼睛的功能一旦衰退，身心會跟著迅速老化。

就像肌膚，眼睛也需要保養，才能維持年輕。

只要減緩老花眼惡化甚至改善老花眼，大腦就能充滿活

力。這麼一來，人們就能快樂生活、恢復年輕。

∷絕對不要放棄

就像我一再重複的，老花眼是顯而易見的老化徵兆。

眼睛是大腦、身體的鏡子。只要視力恢復，等於全身都在「抗老化」。

「承認自己的眼睛老花了」是非常重要的關鍵。我們必須樂觀地接受，並視其為「恢復年輕」的契機。

此外，承認自己的眼睛老花了，就會了解該如何保養眼睛、生活中該留意哪些事情。只要確實持續，就能感受到情況好轉的喜悅。這些環節息息相關，能為抗老化帶來豐碩的果實。

若認為「反正戴眼鏡就可以解決」而不努力，等於放棄。放棄，是最糟糕的選擇。

配戴眼鏡的確可以提升視力。若是近視，還可以透過雷

射手術恢復視力。然而，這些都只是暫時的。

　　只要置之不理，老花眼就會日漸惡化，大腦也會持續老化。

　　積極進行訓練，才能避免眼睛與身心老化。為此，我們必須承認自己的眼睛老花了，並思考如何因應。

臉部穴道按摩與眼球運動

步驟一 訓練眼睛四周的肌肉

⁝使睫狀肌變得強壯而柔軟

視力下滑與眼睛的肌肉——調節水晶體的睫狀肌密切相關。睫狀肌變弱，視力就會變差。

睫狀肌連結著眼睛四周的各種肌肉，也就是說，睫狀肌四周的各種肌肉也與視力有很大的關係。

因此訓練睫狀肌與睫狀肌四周的各種肌肉，是改善老花眼的第一步。

雖以「訓練」一言蔽之，但有兩種方法。

一為增加肌肉負擔，強化肌肉的力量。

二為透過伸展，使肌肉變得柔軟。

請留意兩者的不同，並加以實踐。

使肌肉變得強壯！刺激穴道運動

這種運動能夠強化日漸衰弱的肌肉。

一面刺激與眼睛密切相關的穴道，一面慢慢活動眼睛，能夠強化睫狀肌等眼睛內外的肌肉，促進眼睛四周的血液循環。使眼球向各方向移動，增加眼睛的負擔，就能提升眼睛對焦的能力。透過刺激穴道，更能事半功倍。

使肌肉變得柔軟！活動眼球運動

眼睛的肌肉若是不動，會越來越僵硬。只要適當活動肌肉，就能使肌肉變得柔軟。眼睛的肌肉隨時隨地都可以伸展，建議在工作空閒時或沐浴時進行。

從下一頁開始，我將詳細介紹兩種訓練方法。

刺激穴道運動

① 用力閉上眼睛2秒鐘。

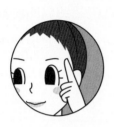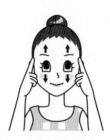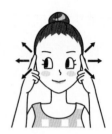

② 睜開眼睛以手指按壓太陽穴（參考P82）。

③ 刺激太陽穴的同時，用5秒鐘慢慢地將視線向上移動，再用5秒鐘慢慢地將視線向下移動。

④ 左右兩邊、斜角四邊亦同。

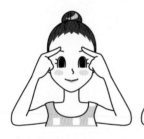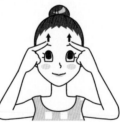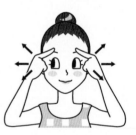

⑤ 接著更換刺激的穴道，以手指按壓眉毛正中央的魚腰穴（參考P72）。

⑥ 刺激魚腰穴的同時，進行和③、④一樣的運動。

⟡活動眼球運動

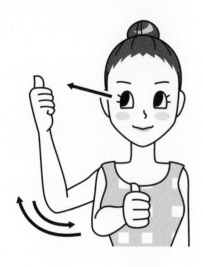

① 將拇指置於眼睛前方
  30公分處,接著自由
  移動拇指。移動拇指
  時,臉部不要移動,
  僅移動眼球以注視拇
  指。

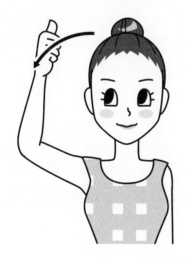

② 稍微休息一下之後,
  擴大範圍並加快速
  度,移動約1分鐘。

步 驟 二 使眼球變得柔軟

∷ 使眼球變得柔軟並提升調節能力

和眼睛的肌肉一樣,眼球保持柔軟也很重要。

只要眼球柔軟,睫狀肌也會容易活動。只要能夠輕鬆對焦,就能減少眼睛疲勞的情況。

標籤訓練

使眼球變得柔軟的訣竅,在於改變焦點的位置。基本上就是一下看遠一下看近,不要老是盯著相同的位置。

報紙訓練

透過交錯眺望新聞標題與內文,提升眼睛對焦的能力。以雙手拿著報紙,或是將報紙放在桌上。每天閱讀報紙約3

至5分鐘即可，請各位試試看。只要將閱讀報紙當作每天的例行功課，慢慢地，近距離的文字也能看得很清楚。

空氣彈弓訓練

擺出假裝要射彈弓的姿勢。透過以雙眼對焦訓練眼球，使眼球變得柔軟。

早上、晚上各進行一次，每次至少進行5到10回。這麼一來，眼睛對焦的能力會提升，視力也會恢復。

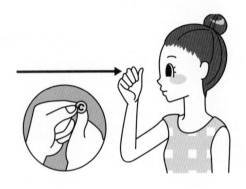

① 在小小的標籤上寫上「C」字，貼在慣用手的拇指指甲上。

② 豎起拇指後握拳，置於雙眼中央。將拇指拉遠，直到能夠看清楚「C」字。

③ 以雙眼凝視「C」字，將拇指拉近，直到看不清楚「C」字（距離臉部約10公分）。進行這個步驟，近視的人約花費3秒鐘、老花眼的人約花費1秒鐘。

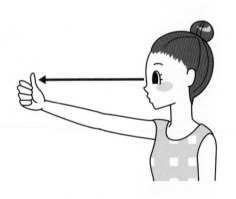

④ 繼續凝視「C」字，接著伸直手臂。

⑤ 重複②至④約3分鐘。

報紙訓練

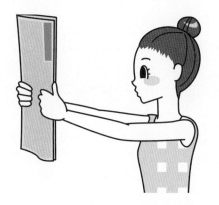

① 以雙手拿著報紙，接著在伸直雙手的狀態下眺望報紙。

② 維持①的狀態，交錯閱讀大標題與內文。重點是盡可能不要移動頭部。

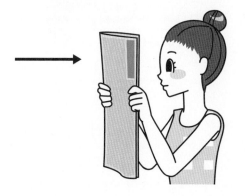

③ 將報紙拉近，直到能夠看清楚小標題。接著交錯閱讀小標題與內文。

④ 重複①至③數次。

空氣彈弓訓練

1. 左手伸直，並豎起拇指與食指，擺出手槍的形狀（此為慣用右手的情況。若慣用左手，則改為右手）。

2. 右手豎起拇指後握拳，將拇指拉近，置於臉部斜右前方。

3. 決定彈弓的目標。目標可以是雲朵、招牌上的文字、掛曆上的日期、門把等至少距離2.5公尺以上的物品。建議盡可能將目標設定得遠一些。

4. 依照ⓐ右手拇指的指甲、ⓑ左手拇指的指甲、ⓒ左手指向的目標這樣的順序，以雙眼確實對焦。於ⓐ對焦時靜止2秒鐘、於ⓑ對焦時靜止2秒鐘、於ⓒ對焦時靜止2秒鐘。重複上述動作5至10次。

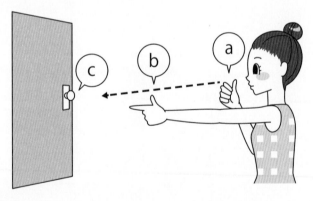

 Tip 重點！ ＊瞄準目標時不要閉上任何一隻眼睛，一定要以雙眼瞄準。

＊進行訓練時不要戴眼鏡或隱形眼鏡。

步驟三 刺激有益眼睛的穴道

⠿穴道是能量的出入口

　　我的針灸治療院抱持「中醫能夠為人們帶來真正的健康與美麗」的信念，除了以中醫的治療方法協助患者恢復視力，並協助患者改善肩頸僵硬、手腳冰冷、內臟疾病、過敏與肥胖等問題。

　　刺激穴道是中醫主要的治療方法之一。

　　在說明如何刺激穴道之前，請容我簡單說明穴道。

　　中醫認為人們生存所需的能量——「氣」在體內循環，而穴道即為「氣」的出入口。據說全身的穴道超過3000個，但世界衛生組織（ＷＨＯ）僅明訂了361個穴道的名稱與位置。

穴道能夠反應身體不適的情況

人們無法看見穴道,然而,穴道對疾病的預防與治療卻十分重要。

為什麼呢?因為穴道是「反應點」。身體不適時,會反應在穴道上。此外,穴道同時也是「治療點」,會告訴人們「最好治療這裡哦」。刺激穴道能夠提高人們的自然治癒力,並具有預防與治療疾病、保養身體、減緩老化等效果。

刺激穴道調整眼睛的狀態

全身有數個有益眼睛的穴道。

刺激穴道不可能立即「治癒」老花眼,但刺激穴道可以抑制老花眼惡化,預防各式各樣的眼疾,甚至恢復下滑的視力。

有益眼睛的穴道能夠調整眼睛的狀態,使眼睛正常運作。促進血液循環,使眼睛隨時充滿活力。

除了了解「有益眼睛」的穴道,我將在此整理具有恢復

視力、預防老花眼效果的刺激與按摩方法。或許一開始會不習慣，但只要記住訣竅，就能隨時隨地進行。

　　請盡可能使手心變熱，像是搓揉雙手、浸泡熱水等，更能有效刺激穴道。

魚腰穴 預防老花眼惡化！

「魚腰穴」能夠改善因眼睛疲勞而引起的假性近視，也具有消除視線模糊、預防老花眼的效果。同時，魚腰穴也是治療眼肌麻痺的穴道，能夠對角膜、水晶體與眼睛四周的肌肉產生作用。

位置

望向前方時，瞳孔正上方、眉毛正中央處。

刺激方法

以左手刺激左眼、右手刺激右眼。伸出中指，一邊吐氣一邊慢慢地按壓、一邊吸氣一邊慢慢地放鬆。各刺激6至8次。

重點

由於眼睛四周較為脆弱，所以不要過度使力。

魚腰穴

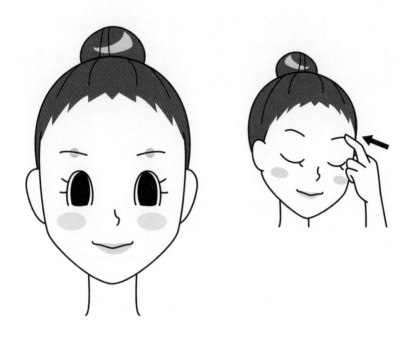

以左手刺激左眼、右手刺激右眼。
伸出中指，一邊吐氣一邊慢慢地按壓。
能夠有效消除視線模糊。

玉枕穴 去除老廢物質！

「玉枕穴」能夠促進頭部與眼睛的血液循環，舒緩眼睛四周緊繃的肌肉。這麼一來，就能去除累積的老廢物質，使眼睛不再感到如此疲倦。

位置

玉枕穴分別位於距離後腦勺最突出的部位左右兩指處。

刺激方法

以雙手的中指按壓左右的玉枕穴，感覺就像是將頭皮推向正中央。不需要在意呼吸，各刺激6至8次。

重點

請以稍重卻舒適的力道按壓。

玉枕穴

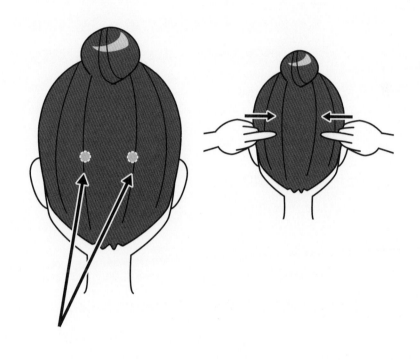

促進頭部血液循環的穴道。
使用雙手的中指，以稍重的力道按壓。

動手練習

承泣穴 有效改善乾眼症！

「承泣穴」為守護眼睛健康的代表穴道。控制守護眼睛的淚水，避免眼睛為乾燥所苦。亦可協助預防結膜炎、角膜炎等眼疾。

位置
位於眼周內側骨頭之眼睛正中央、瞳孔正下方處。

刺激方法
以雙手的中指按壓左右的承泣穴。一邊吐氣一邊慢慢地按壓、一邊吸氣一邊慢慢地放鬆。各刺激6至8次。

重點
由於眼睛正下方較為脆弱，請以較輕的力道按壓。

承泣穴

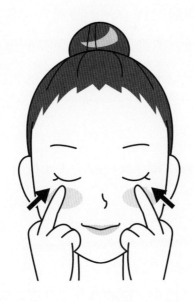

避免眼睛為乾燥所苦,具有預防結膜炎等眼疾的效果。
以雙手的中指慢慢地、輕輕地按壓。

曲泉穴 保養肝臟！

中醫認為「肝開竅於目」。「曲泉穴」位於膝蓋附近，能夠有效促進肝臟的血液循環。只要刺激曲泉穴，就能提升眼睛的功能，舒緩淚眼汪汪等症狀。

位置

屈膝時膝蓋內側會出現一條橫紋，「曲泉穴」位於內側上方凹陷處。

刺激方法

坐時單腳屈膝，以拇指按壓曲泉穴。一邊吐氣一邊慢慢地按壓、一邊吸氣一邊慢慢地放鬆。各刺激6至8次。

重點

這一帶對痛覺較為敏感，請以稍重卻舒適的力道按壓。

曲泉穴

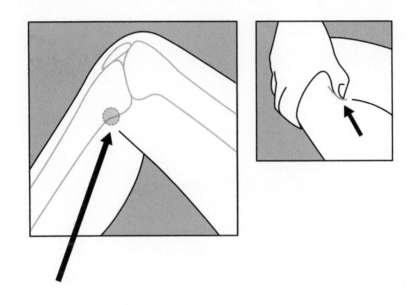

促進肝臟血液循環。以拇指指腹揉壓。

動手練習

晴明穴 放鬆使用過度的眼睛！

「晴明穴」能夠有效解決眼睛所有的問題，尤其是消除眼睛疲勞。透過促進血液循環，使疲勞物質流動、使眼睛恢復滋潤。亦可預防並去除黑眼圈。

位置
眼頭內側上方。位於山根的凹陷處。

刺激方法
使用慣用手的拇指與食指，以揉捏的感覺慢慢地按壓穴道。

重點
眼睛四周較敏感，請以不會太輕卻也不會疼痛的力道按壓。

睛明穴

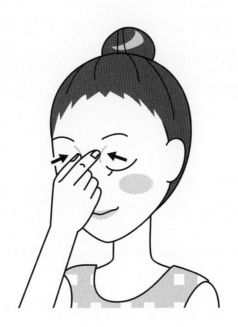

有效消除眼睛疲勞。
使用拇指與食指，以揉捏的感覺慢慢地按壓穴道。

動手練習

太陽穴 使視線恢復清晰！

「太陽穴」又名「眼科醫師的剋星」。能夠改善因疲倦造成的視線模糊與眼球充血，對於老花眼也有非常優異的效果。亦可舒緩因眼睛疲勞造成的頭痛等症狀。

位置

位於眼尾，咀嚼時會移動之處。或說是距離眉尾與眼尾中點外側兩指的凹陷處。

刺激方法

以雙手食指按壓。拇指可輕輕地置於下顎，各刺激6至8次。

重點

刺激穴道後，輕輕按摩太陽穴四周。

太陽穴

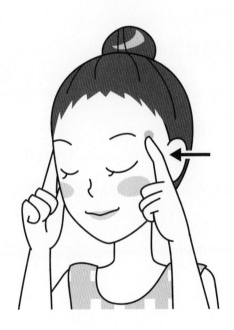

有效改善視線模糊、眼球充血。
以食指按壓太陽穴與其四周。

步驟四 同時放鬆眼睛與大腦

⋮ 使眼睛與大腦放鬆的方法

當我們看東西時，會同時使用眼睛與大腦，等於眼睛與大腦處於緊張狀態。

舒緩眼睛與大腦的緊張、不時放鬆眼睛與大腦非常重要。只要舒緩緊張，眼睛與大腦都能恢復活力，發揮原本就擁有的能力——使視力恢復。

在此，我將介紹如何使用老花眼鏡，同時訓練眼睛與大腦。

老花眼鏡訓練

請準備一副老花眼鏡，廉價商店販售的老花眼鏡也無妨。不過這副老花眼鏡不能使你「戴了之後可以看得很清

楚」，而是要使你「戴了之後會無法對焦而覺得視線模糊」。

　　戴上度數不合的老花眼鏡，使眼睛與大腦「完全放空」，就是一種訓練。

　　這種訓練起源於部份眼科進行的「雲霧法（霧視療法）」。戴上老花眼鏡一段時間後拿下眼鏡，就能改善大腦處理對焦的能力，以及睫狀肌調節水晶體厚度的能力。持續一段時間後，視力就會恢復。此外，這種訓練也可以消除眼睛疲勞。

　　請每天進行一次，一次約10分鐘。

老花眼鏡訓練方法

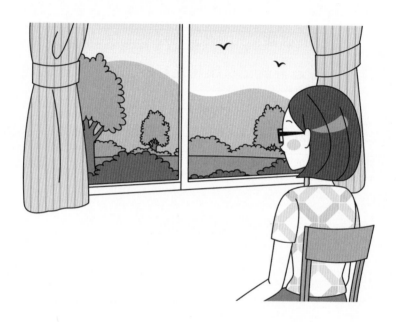

① 在窗邊、陽台等能夠看遠景的地方進行，坐著或站著皆可。

② 戴上度數不合的老花眼鏡，看遠景。不要勉強對焦，完全放空地眺望遠方。請留意，不要老是盯著相同的位置。為了達到放鬆的目的，建議各位搭配聆聽自己喜愛的音樂或相聲。

③ 10分鐘之後，拿下老花眼鏡。之後視線會變得清晰，眼睛也會覺得舒服。

④ 最後，輕輕按摩眼睛四周。

專欄

眼睛疲勞時「熱敷」才正確！

　　眼睛疲倦時，我們會覺得眼睛熱熱的，忍不住想要冰敷。然而，「熱敷」更具有消除眼睛疲勞的效果。

　　一如我不斷重複的，維持眼睛健康，必須確保眼睛血液循環順暢。熱敷眼睛四周才是「擴張血管以促進血液循環」最好的方法。冰敷將導致血管收縮、調節能力變差。如果只是稍微使眼睛覺得「冰冰涼涼的好舒服」，那倒無妨，但不建議冰敷好幾分鐘以上。眼睛疲勞或不適時，「熱敷」才正確。

　　然而，有一點必須留意——眼球充血時請冰敷。

　　在此我將介紹兩種熱敷的「簡易眼罩」。

＊熱毛巾——以保鮮膜將濕毛巾包起來，以微波爐加熱
　　10至15秒鐘。請一定要使用濕毛巾。此外，不要加

熱過度以免燙傷。如果覺得太燙，可以等冷卻後再使
用。

＊紅豆眼罩──將放在眼睛上會覺得有點重的紅豆（不
需浸水）裝入布巾袋後，以微波爐加熱。如果沒有布
巾袋，不妨以厚毛巾取代。自製的「紅豆眼罩」能夠
重複使用。

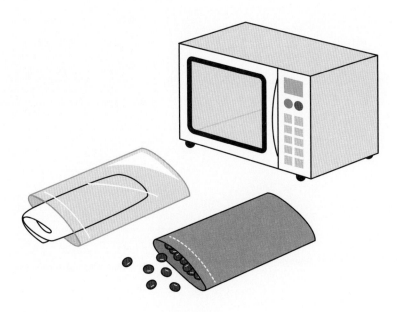

＊熱毛巾：濕毛巾以微波爐加熱10至15秒鐘。

＊紅豆眼罩：將紅豆裝入較厚的布巾袋，以微波爐加熱30
　秒鐘至1分鐘。

Chapter

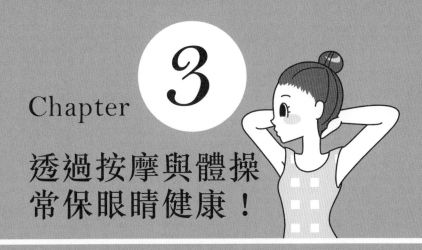

3

透過按摩與體操
常保眼睛健康！

維持良好的身體狀態與血液循環，才能使眼睛健康。
舒緩僵硬的肩膀、矯正歪斜的姿勢等維持身體健康的行為，
絕對都與預防或改善老花眼有關。
身體放鬆，眼睛也會放鬆。

放鬆，是讓視力恢復的關鍵

⋮只要身體放鬆，眼睛也會放鬆！

當我在針灸治療院面對患者，一定會要求患者「放鬆」，但我發現越來越多患者遲遲無法放鬆。不僅身體僵硬，也無法不要施力。

隨著年紀增長，肌肉會越來越僵硬。

肌肉僵硬是萬病之源。肌肉一旦僵硬，就會阻礙血液循環。因為血液必須依靠肌肉的力量才能流動。

當血液循環變差，氧氣與營養就無法順利傳遞至眼睛、大腦，導致身體各器官功能衰退。

只要確實活動肌肉，肌肉的力量就能充分運作，確保血

液循環順暢。

老花眼、眼睛的作用與血液循環密切相關。維持良好的身體狀態與血液循環，才能使眼睛健康。

舒緩僵硬的肩膀、矯正歪斜的姿勢等維持身體健康的行為，絕對都與預防或改善老花眼有關。身體放鬆，眼睛也會放鬆。

在本章我整理了「有益眼睛的身體保養方法」。

⋮掌握自己的節奏

在此介紹的方法十分簡單。幾乎不需要使用器材，即使需要，也都是「垂手可得或者能夠輕鬆製作」的器材。

這些方法不需要全部實踐，只要選擇自己能夠勝任、想要嘗試的方法即可。重要的是「習慣成自然」。

請將覺得能夠勝任的訓練刻意融入生活。舉例來說，每次看完節目伸一下懶腰、每天晚上睡覺前做一會兒伸展，或者是通勤時每次聽見「下一站○○」就悄悄地刺激穴道等。

一開始或許很麻煩，但只要持續進行，身體就會記住這些動作。這就是「習慣成自然」。

自己決定要培養哪些習慣。也就是說，「掌握自己的節奏」是持之以恆的秘訣。只要將伸展等方法自然融入「生活的節奏」，就能大幅舒緩眼睛與身體的疲勞。

運動量會隨著年紀增長而減少，包括頸部、肩膀等，全身都會變得僵硬。由於這是造成老花眼的原因之一，因此只要透過簡單的方式使身體放鬆，眼睛就能恢復活力。

血液循環是健康的來源

::「血液循環」防百病

我們的身體有動脈與靜脈，動脈將含有氧氣與營養的血液自心臟運送至全身，而靜脈將含有老廢物質的血液自肌肉運送回心臟。

血液循環順暢，是維持身體健康最重要的秘訣。本書中數次提及，血液循環若是受到阻礙，身體與眼睛不可能健康。

::刺激穴道促進血液循環

為了促進血液循環，針灸治療院經常採取刺激穴道的方法。

各位聽說過「指壓」嗎？

只要以手指按壓血管，該處的血液就會用力流向他處。當手指慢慢地離開血管，血液則會回流。透過這樣的過程改善血液循環，是指壓的基本概念。

透過丹田按摩將血液運送至大腦與眼睛

通往眼睛的微血管距離心臟很遠，一旦血液循環變差，就會立刻受到影響。眼睛最重要的肌肉——睫狀肌，仰賴血液運送氧氣與營養才能充滿活力地運作。

在此，請容我介紹一項從體內加溫的方法。

那就是，使「丹田」變得暖和。丹田位於肚臍下方，距離一個拳頭處。請將懷爐置於此處，熱毛巾也可以。

由於丹田附近有動脈與靜脈通過，藉此能夠將暖和的血液運送至全身。只要使丹田變得暖和，就能將新鮮的血液運送至大腦與眼睛。

若以手心按摩丹田，效果更佳。

丹田按摩

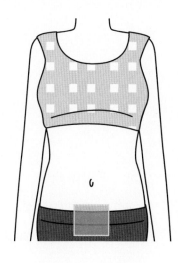

🔼 距離肚臍下方一個拳
頭處，即為能夠改善
血液循環的丹田。

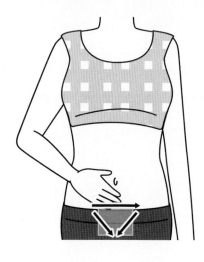

🔽 將懷爐或手心置於丹
田，依順時針方向按
摩。

頭肩頸按摩

步驟一 頭部按摩

⁞閉上眼睛，讓大腦休息

覺得「眼睛好累」的時候，大腦一定也很疲倦。

我們一醒來，大腦就持續全力運作，處理眼睛傳遞至大腦的訊息。因此只要使用眼睛，大腦自然也會覺得疲倦。

眼睛疲倦是大腦通知我們「請休息一下」的訊號，所以請讓大腦休息。

最簡單的方法就是閉上眼睛。只要阻斷訊息，眼睛與大腦就能同時休息。就像品質良好的睡眠能夠使眼睛與大腦感覺煥然一新，是相同的道理。

此外，若是眼睛疲倦卻置之不理，眼睛疲勞與老花眼的

情況就會惡化。

「眼睛的疲倦就是大腦的疲倦」，我們必須使大腦恢復活力。大腦疲倦時，大腦的血液循環就會變差。因此改善血液循環十分重要。請透過刺激穴道與按摩，使血液循環變得順暢。血液循環變得順暢，大腦的運作效率也會提升。活化大腦，能減緩老花眼的惡化，也能預防大腦的老化。

使頭皮柔軟，避免頭蓋骨鬆散

支撐眼球的頭蓋骨也與視力有關。

頭蓋骨由數個部份構成，保護著重要的大腦。當頭蓋骨感到疲倦就會變得鬆散。在日本漫畫與連續劇中，經常可以看見人們綁起頭巾用功讀書，就是為了將鬆散的頭蓋骨束緊。只要束緊頭蓋骨，視力就能提升。不過如果頭皮僵硬，血液循環就會變差，所以我們應該要按摩頭皮，使頭皮柔軟。

按壓 百會穴 使大腦感覺煥然一新！

因「五臟六腑奇經三陽百脈之所會」，而有「百會」之稱。擁有各種健康效果，亦為人們口中的萬能穴。掌管大腦的興奮、覺醒與穩定等，亦有提升專注力的效果。此外，百會穴與自律神經密切相關，能夠調節其作用。自律神經失調，是導致眼壓升高甚至青光眼的原因之一。請刺激百會穴使大腦感覺煥然一新，並預防眼疾。

位置

位於頭頂。左右耳通過頭頂相連的線、額頭正中央與後腦勺相連的線──兩線交叉處。請如示範圖般將拇指置於耳朵上方，以雙手包住頭部，左右手中指（或無名指）相連處即為「百會穴」。

刺激方法

豎起中指按壓，一邊吐氣一邊慢慢地按壓、一邊吸氣一邊慢慢地放鬆。刺激6至8次，約1分鐘。

重點

用力按壓，至頭部感到疼痛的程度。以指尖敲打也很有效。

百會穴

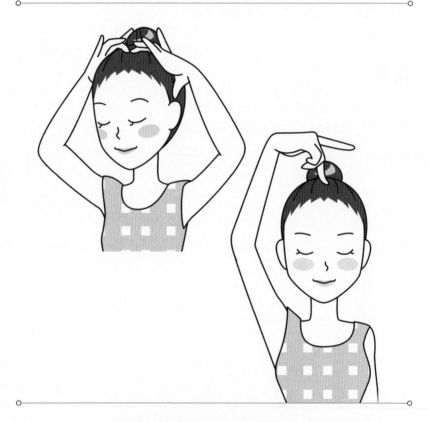

活化大腦、調節自律神經。
左右耳通過頭頂相連的線正中央處，
以中指慢慢地、重重地刺激。

動手練習

頭維穴 過度使用眼睛時刺激很有效

「頭維穴」能夠促進大腦血液循環。由於頭維穴四周有許多傳遞疼痛等訊息至大腦的神經,因此能夠舒緩頭部因眼睛而起的疲倦、以及因過度使用耳機而起的偏頭痛等。

位置

位於額頭左右。自眼尾向髮際移動半根拇指處。在日本漫畫與連續劇中,經常看見人們為了想出答案或發掘靈感,以兩根手指在頭腦兩側畫圓——該處即為「頭維穴」。

刺激方法

以雙手中指按壓,感覺就像是向上拉,一邊自然地呼吸一邊

刺激穴道。各刺激6至8次，約1分鐘。

重點
請以稍重卻舒適的力道按壓，以促進大腦血液循環。

頭維穴

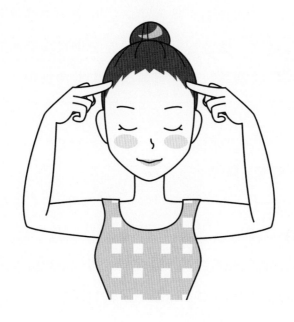

舒緩頭部因眼睛而起的疲倦。
以雙手的中指按壓，感覺就像是將肌肉向上拉。

動手練習

防老穴 促進頭皮的血液循環與新陳代謝！

「防老穴」一如其名，就是防老的穴道。調節身體，以減緩內臟老化。透過提升頭皮的血液循環與新陳代謝，不僅有益眼睛健康，也能有效改善白髮與掉髮。

位置
距離「百會穴」後方一指處。

刺激方法
以拇指或食指指腹按壓，一邊吐氣一邊慢慢地按壓、一邊吸氣一邊慢慢地放鬆。刺激6至8次，約1分鐘。

重點
用力按壓，至頭部感到疼痛的程度。建議刺激穴道之後，以所有手指輕輕按摩。

防老穴

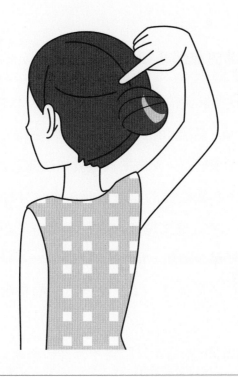

防老的穴道，有效改善白髮與掉髮。
使用拇指或食指，以頭部整體皆能感受到
疼痛的程度重重地按壓。

步驟二 頸部按摩

⋮ 支撐頭部的頸部必須好好保養

頸部支撐著頭部，是身體非常重要的部份。由於支撐著頭部的重量，因此頸部的肌肉總是很緊繃。當頸部變得僵硬，血液循環變差，新鮮的血液就無法運送至眼睛與大腦。

放鬆頸部使新鮮的血液順暢流動，才能改善老花眼、恢復視力。最近越來越多人出現直頸病（參考P123）的症狀。請好好保養頸部，預防老花眼。

有一點必須留意，請不要突然大幅移動或強烈扭轉頸部。

支撐頭部的頸部十分脆弱，強烈扭轉或給予壓力，可能會發生意外。請以「溫和而不勉強」為原則，謹慎保養。

伸展頸椎

頸椎共有七節骨頭。最上方第一節骨頭稱為「寰椎」，而中醫認為「寰椎」與眼睛的關係最為密切。因此我們要伸展寰椎。

這個動作要盡可能使頸部向後傾斜，如果覺得困難或辛苦，手指可以支撐在下顎下方，會比較輕鬆。

放鬆頸部

這項體操能夠舒緩僵硬的肌肉，使歪斜的頸椎回到原本的位置。

正確矯正歪斜，能使頸部至眼睛、眼睛至大腦的血液循環順暢，進而促進水晶體新陳代謝、活化眼睛各部份。建議近視、乾眼症的人可以嘗試。

伸展頸椎的方法

① 頸部盡可能向後傾斜。速度不可過快，必須慢慢地傾斜。

② 在頸部傾斜的狀態下向左轉動下顎，轉動時盡可能不要移動下顎的高度。在不會感到疼痛的位置靜止3秒鐘。

③ 慢慢地使下顎回到正面。接著，以②的原則向右轉動下顎，並靜止3秒鐘。

④ 重複①至③3次以上。

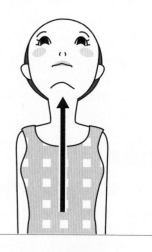

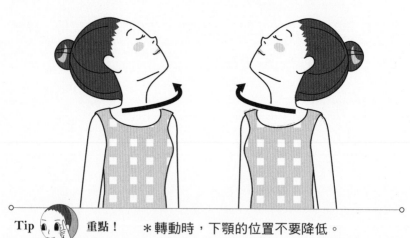

Tip 　重點！　＊轉動時，下顎的位置不要降低。

轉動上半身

基本姿勢

雙手交叉，置於頭部後方支撐後腦勺。望向前方，打直背部。

轉動上半身

1. 自基本姿勢慢慢地向右轉動上半身。臉部、眼睛也要盡可能向右轉動。轉動時，慢慢地自鼻子吐氣。

2. 自鼻子吸氣，使上半身回到正面。

3. 以①的原則向左慢慢地轉動上半身。

4. 自鼻子吸氣，使上半身回到正面。

5. ①至④為一組，每天進行6至10次。

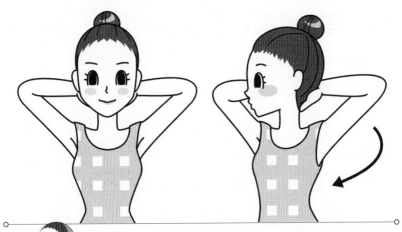

Tip　　重點！　　＊留意雙肩與地板平行，不要歪斜。

動手練習

天柱穴 與 風池穴 改善頭部血液循環

刺激穴道也能舒緩頸部緊張，其中，又以「天柱」、「風池」兩個穴道對於放鬆頸部肌肉特別有效。這兩個穴道都位於頸部後方，十分靠近。請刺激這兩個穴道，放鬆頸部肌肉，供給眼睛與大腦新鮮的血液。

位置

後腦勺髮際正中央的凹陷處兩側。

距離凹陷處外側兩指處，也就是距離「天柱穴」外側一指處，即為「風池穴」。

天柱穴與風池穴都位於後腦勺髮際處，呈橫線排列。

刺激方法

「天柱穴」是以雙手的拇指與中指指腹按壓左右的穴道，感

覺就像是向斜上方按壓。而「風池穴」則感覺像是向頭部正中央按壓。各刺激6至8次。

重點

頭部稍微向後傾斜以利用頭部的重量，或是一次按壓一邊，較為輕鬆。

天柱穴

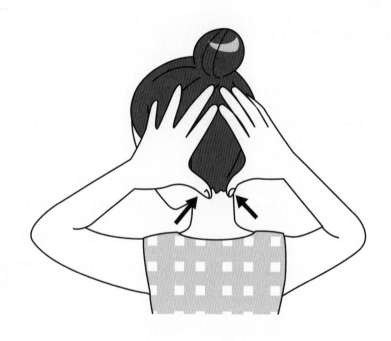

舒緩頸部緊張。
以雙手的拇指、中指支撐，拇指向斜上方按壓。

風池穴

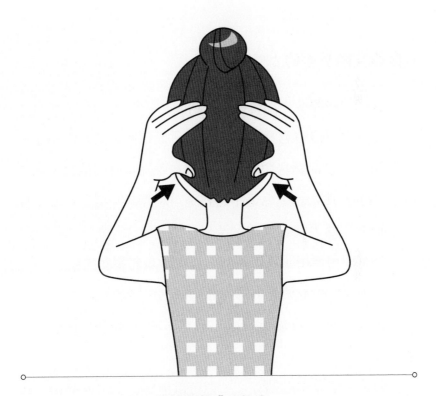

位於距離「天柱穴」
外側一指處，向頭部中心按壓。

步驟三 矯正身體的歪斜

░你的身體是歪的！

我們的身體多少都會有些歪斜。

或許自己沒有意識到「歪斜」，但每個人都有慣用手、慣用腳。平常活動身體時，我們會在不知不覺間依賴慣用手與慣用腳。比如說，你是不是總是以右邊或左邊提行李？你側躺時是不是習慣右邊或左邊？

總是使用慣用手與慣用腳，是導致身體歪斜的原因。

其中又以骨盤的歪斜對身體造成的影響最大。

在此，讓我們透過簡單的測試，確認你的骨盤是否歪斜。

閉上眼睛以單腳站立——你可以維持這樣的姿勢10秒鐘以上嗎？

如果做不到，表示你的骨盤歪斜了。

或者在地板上做標記，接著閉上眼睛原地踏步30次。如果你仍站在標記上，表示你的骨盤並不怎麼歪斜；若你距離標記很遠，表示你的骨盤歪斜了。你的步伐會受到骨盤歪斜的方向影響。

歪斜會妨礙身體功能

歪斜起於生活中的動作。

即使歪斜，只要頻繁使其回到原本的位置，就不成問題。如果長時間維持相同的姿勢，我們身體的肌肉就會變得僵硬，甚至無法舒緩。

歪斜一旦慢性化，就會妨礙神經傳遞、血液流動，為全身帶來不好的影響。當然，眼睛也是其中之一。

其中，骨盤連結上半身與下半身的部位，十分重要。

骨盤支撐著身體的支柱，也就是背骨。骨盤歪斜，會使與背骨相連的所有骨頭受到影響。除了骨頭，也有可能妨礙

受到骨頭保護的內臟發揮功能。

∷矯正歪斜還可以塑身！

　　身體的健康、眼睛的健康，必須放鬆肌肉、調整骨骼。

　　在這個步驟裡，我整理了能夠輕鬆調整骨盤位置的方法。只要矯正歪斜的骨盤，就能改善血液循環，有益眼睛。

　　不僅如此，矯正歪斜的骨盤還可以塑身。拙作《只要睡就能瘦！骨盤枕瘦身法》中有詳細的解說。當骨盤鬆散，骨骼就會歪斜、肌肉就會偏移，導致脂肪囤積於下半身，或是脂肪、老廢物質因新陳代謝變差而不容易排出，進而造成肥胖。

　　請調整歪斜的身體與骨盤，打造內外皆美的身體。促進血液循環與新陳代謝之後，自然能夠擁有「看得很清楚與不容易老化的眼睛」。

仰躺伸展

一如其名，我們只需要「仰躺」就可以達到伸展的目的。做法是將骨盤枕置於腰部下方，仰躺5分鐘。這麼一來，鬆散的骨盤會閉合，內臟會回到原本的位置。

把骨盤枕置於腰部下方，是最基本的伸展。我們也可以將骨盤枕移至肩胛骨下方，使其對準與眼睛密切相關的肝臟；或是移至肩胛骨正中央，使其對準肺臟與心臟。

「腰部→肩胛骨下方→肩胛骨正中央」只要以這樣的順序移動骨盤枕，每個位置伸展3分鐘，不僅能矯正身體的歪斜，還可以保養五臟六腑。

然而，請各位留意一點。

體操或伸展都要在「感到疼痛卻很舒服」的程度適可而止。

「疼痛」會造成肌肉的負擔，使肌肉變得僵硬。「舒服」的感覺十分重要。

仰躺伸展

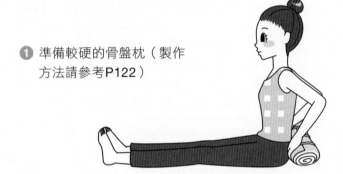

① 準備較硬的骨盤枕（製作
   方法請參考P122）

② 將腰部置於骨盤枕中央，仰躺。

③ 雙腿伸直，拇趾相連使雙腳呈現「八」字形。

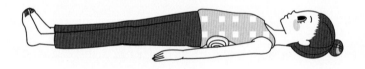

④ 手臂向上伸直，手心朝上。小指相連時效果更好。

⑤ 維持相同的姿勢5分鐘。

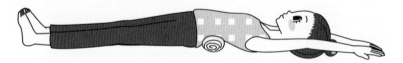

骨盤搖擺運動

許多醫師與專家都認為，骨盤的歪斜會影響身體健康。

市面上有各式各樣的器材能夠調整歪斜的骨盤，使用這類器材進行伸展是其中一種方法。

不過方才介紹的「仰躺伸展」，與接下來要說明的「骨盤搖擺運動」，卻是「輕鬆且隨時隨地都能進行」的方法。

骨盤搖擺運動一如其名，只要打開雙腳轉動骨盤即可。午休、家務空閒時、睡覺前等，隨時隨地都可以進行這項運動。推薦大家一定要試試看。

骨盤搖擺運動

① 站著，雙腳打開與骨盤同寬（較肩膀窄一些）。

② 手置於腰部，大大地向右轉動骨盤，約20至30次。

③ 以②的原則，大大地向左轉動骨盤，約20至30次。

④ 雙腿併攏、雙手拇指相疊，慢慢地向上伸直。

⠿製作骨盤枕

① 準備兩條浴巾與塑膠繩（不再使用的舊浴巾也無妨）。

② 兩條浴巾分別對折再對折。

③ 兩條對折再對折的浴巾相疊、捲起。每次捲起都要拉一下，避免鬆開（無法一次成功，試著反覆動作，使毛巾變得好捲，即可成功）。

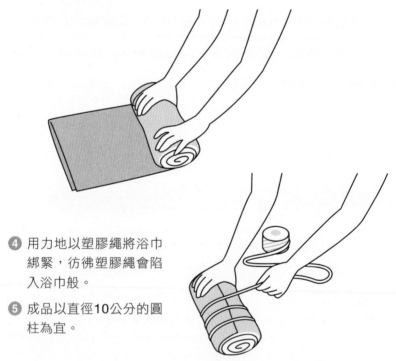

④ 用力地以塑膠繩將浴巾綁緊，彷彿塑膠繩會陷入浴巾般。

⑤ 成品以直徑10公分的圓柱為宜。

步驟四 治療直頸病的方法

⋮因電腦社會而產生的直頸病

　　一如前文所述，肩膀僵硬是眼睛功能衰退的原因之一。頸部與肩膀有許多細小的肌肉。當這些肌肉變得僵硬，就會壓迫到血管與神經，導致新鮮的血液難以運送至眼睛與大腦，造成眼睛疲倦、視力下滑、眼疾等。

　　近年，直頸病成了肩膀僵硬的主因。

　　在此簡單說明直頸病。

　　我們的頸部由七節頸椎構成。一般來說，頸椎會稍微向前彎曲，藉此吸收外部的衝擊與碰撞。直頸病是指頸部不再彎曲。

　　頸椎彎曲的程度以30至40度為宜，若低於30度則為直頸病。

直頸病的患者之所以越來越多，相信是受到電腦與智慧型手機的影響。頸部支撐著如保齡球般重的頭部，姿勢正確時不會造成頸部多餘的負擔。如果老是盯著電腦螢幕，頸部就會維持向前突出的狀態，導致頸部肌肉變得僵硬，使頸部不再彎曲。長時間駝背工作也是直頸病的成因之一。

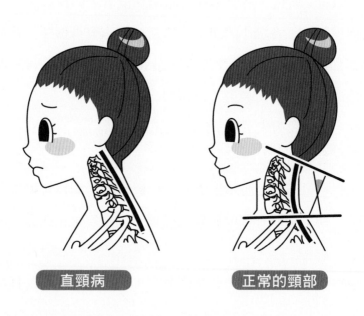

直頸病   正常的頸部

⠿直頸病判斷標準

直頸病不僅會導致視力下滑，還會引起想吐、暈眩等症狀。如果出現下列症狀，或許你已經成了直頸病的患者。

☐ 經常頭痛

☐ 視線模糊、眼睛疲勞

☐ 慢性肩膀僵硬

☐ 頸部僵硬、疼痛

☐ 頭部無法向後傾斜

☐ 突然暈眩或雙腿沒力

☐ 手腳麻痺

☐ 覺得想吐

☐ 淺眠，一下就會被吵醒

☐ 自律神經失調

最近就連兒童罹患直頸病的情況也增加不少。長時間維持相同的姿勢打電動、低頭滑手機等錯誤的姿勢越來越多，可以說是造成直頸病的主因。

培養抬頭看的習慣！

為了預防直頸病，平常就要刻意挺胸，以稍微抬頭的感覺向前看。使用電腦工作，也要調整螢幕的高度。

如果必須長時間維持相同的姿勢，請積極以P109的方法伸展頸椎。

向上伸展的方法

❶ 打直背部、收下顎。

❷ 留意收下顎、慢慢地抬頭，感覺就像是在將後腦勺往背部推。

❸ 慢慢地使腦部回到正面。

❹ ①至③進行約10次。

伸展頸部的方法

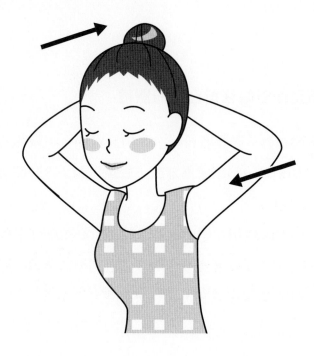

① 雙手手指交錯，以手心壓住後腦勺。

② 以雙手將後腦勺向前推，頸部則為了不要傾斜而向後使力。

③ 維持②的狀態10秒鐘。

④ 放鬆後深呼吸。

⑤ ①至④進行約5至10次。

步 驟 五 恢復視力先從肝臟的健康著手

⋮肝臟是使眼睛恢復健康的關鍵

中醫認為「肝開竅於目」，由此可知，中醫認為肝臟與眼睛密切相關。眼睛疲倦等於「肝臟失調」，肝臟病變會引起視力下滑。

肝臟與眼睛相互作用，為了眼睛，必須好好保養肝臟。除了留意不要暴飲暴食，也可以透過刺激穴道預防肝臟功能衰退。使肝臟恢復健康，就能使眼睛恢復年輕。

每天都要 按摩肝臟

刺激位於身體右側的肝臟。使手指感覺像是陷入身體

般，按壓肝臟。若是觸感硬硬的，表示肝臟的狀態不太好。請積極促進肝臟的血液循環，使營養能夠充分運送至眼睛，進而使眼睛恢復年輕。

位置
身體右側肋骨下方以及心窩下方一帶。

刺激方法
以右手四根手指感覺像是陷入身體般按壓，維持按壓的狀態靜止5秒鐘。

接著手指沿著肋骨稍微向下移動，按壓後靜止5秒鐘。

最後向右下移動，按壓後靜止5秒鐘。上述三處各按壓3次。

重點
肝臟的狀態不太好的人，會覺得觸感硬硬的。請每天持續進行。

按摩肝臟

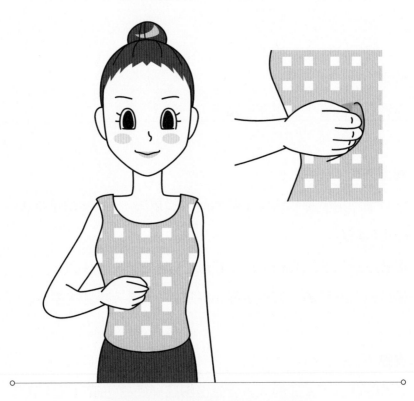

以右手四根手指感覺像是陷入身體般，
按壓右側肋骨下方，靜止5秒鐘。

勞宮穴 只要捏住就好！

通勤或是閒暇時，就可以按壓「勞宮穴」。勞宮穴的位置也很好找，十分適合初學者。

適度刺激肝臟、提升肝臟功能，就能維持眼睛健康。

位置
手掌正中央，握拳時中指接觸的部份。

刺激方法
就像以另一手抓住整隻手般，以另一手的拇指按壓。以拇指慢慢地按壓，接著吸氣慢慢地放鬆。刺激約10次。

重點
只要握拳就能刺激勞宮穴。因此只要像猜拳般重複「石頭」與「布」的動作，就能達到一定的效果。

太衝穴 有一點痛？

「太衝穴」與血液密切相關，有「補血穴」、「解毒穴」之稱。肝臟疲倦時按壓，會感到疼痛，因此可以藉由太衝穴確認肝臟的狀態。刺激太衝穴能夠穩定肝臟狀態、提升肝臟功能，進而改善眼睛疲倦、視線模糊等症狀。亦有消除宿醉的效果。

位置

位於左右腳背。沿著拇趾與食趾趾縫向腳背上方移動，會摸到 V 字型的凹陷處。該處即為太衝穴。

刺激方法

用欲按壓之腳掌的反側手，以抓住腳掌般的方式按壓，感覺像是將骨頭邊緣向腳踝拉。自然呼吸，各刺激6至8次。

重點

刺激時覺得有一點痛的效果更好。

太衝穴

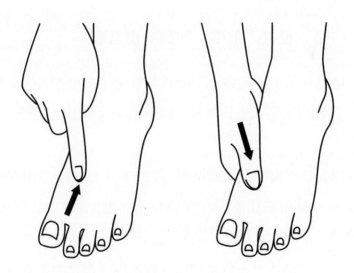

能夠確認肝臟是否疲倦的穴道。
沿著拇趾與食趾趾縫向腳背上方移動，凹陷處即為太衝穴。
以拇指按壓，若是感到疼痛則表示肝臟疲倦。

從指甲看見身體的求救訊號

∷「仁醫」也以「指甲」判斷身體狀態

　　確認身體是否健康，不能忘記指甲。指甲下方佈滿微血管，若是血液循環受到阻礙，指甲很快就會出現訊號。

　　以漫畫改編的日本連續劇《仁醫》，於2009年與2011年播放第一部與第二部，而2011年第二部完結篇的平均收視率高達26.1％。《仁醫》描寫腦部外科醫師南方仁自日本現代返回江戶時代，在醫療技術與機器尚未發達的地方與病魔搏鬥。劇中曾經出現南方醫師以指甲確認腳氣病的情況。因為身體若是缺鐵，指甲就會呈現湯匙狀甚至裂開。

　　指甲是非常重要的風向球，能夠確認身體是否健康。觀察指甲，就能判斷身體的狀態。對於確認與眼睛密切相關的

肝臟，也有所助益。

∷指甲與肝臟密切相關

自古以來，指甲在中國即有「內臟反射鏡」之稱。

由此可知，中醫認為指甲與肝臟密切相關。一如前文所述，指甲與眼睛一樣，下方佈滿微血管，因此若是缺血，指甲就會出現變薄、容易斷裂等症狀。

此外，若是肝臟功能異常，指甲的顏色就會出現變化，像是變白或是變黑。指甲上的縱線等是「老化」現象，不需要過度擔心。不過若是發現異常狀況，建議各位前往醫院就診。

可藉此檢視自己是否罹患生活習慣病，或是在覺得肝臟等器官變得衰弱時刺激對應的穴道，積極地在家中保養身體。

指甲的狀態呈現身體可能出現的問題

＊指甲變白——肝臟疾病、缺鐵性貧血等。

＊指甲變紅——多血症、腦血栓、心肌梗塞等。

＊指甲變黑——肝硬化、腎臟疾病、惡性貧血等。

＊趾甲變黑——糖尿病、閉鎖性動脈硬化等。

＊出現橫線——身體不適、營養吸收受到阻礙等。

＊呈現湯匙狀——缺鐵性貧血、甲狀腺機能亢進等。

＊裂開——缺鐵性貧血、血液循環受到阻礙等。

＊生長情況欠佳——偏食、飲食過量、營養不良等。

＊按壓後經過1秒以上才會恢復原本顏色——腎臟疾病。

專欄

有益眼睛的食材──枸杞

枸杞經常使用於杏仁豆腐等中華料理、藥膳料理中。

橘紅可愛的枸杞經過咀嚼，會出現清爽的甜味，是有益眼睛的食材。

肝臟與眼睛密切相關，枸杞具備保養肝臟、促進血液循環的作用，因此對眼睛疲勞、預防夜盲症、舒緩乾眼症等眼睛問題也很有效。此外，枸杞亦有益於腎臟，能夠減緩視力隨著年紀增長而下滑的速度。

相較之下，枸杞是很容易取得的中藥材，請一定要好好使用。

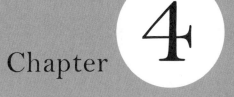

Chapter 4

打造眼睛不老神話
從日常生活做起

暴飲暴食、睡眠不足、過度工作等習慣會妨礙健康，
對眼睛有害而無益。
生活中「不經意的行為」也會對眼睛造成不好的影響。
光是意識到這些事情，就有助於恢復視力、預防老花眼。

台灣近視情形日益嚴重

⠿青少年、兒童視力下滑一發不可收拾！

　　世界衛生組織（WHO）資料指出，各國近視盛行率介於8至62％之間，而根據衛福部國健署2010年調查，台灣人十八歲以下的近視率就高達85％，超越其他國家；另外，國健署2014年針對台灣學童的視力調查結果，也發現小一生近視盛行率高達17.9％，且平均每年近視增加75度到100度，可見台灣青少年及兒童的視力問題日益嚴重。

　　其實除了台灣，鄰近國家—日本近視的比例也很高。
　　根據2013年進行的日本學校保健統計調查，日本視力不滿1.0的學生，國小佔了30.5％、國中佔52.8％、高中則佔了65.8％。顯示近視的學生逐年增加，兒童視力下滑的問題同

樣不容忽視。

性格與環境因素也會影響視力

全球近視以亞洲地區：台灣，日本，新加坡，香港最高，尤其是漢人種。除了先天性種族的因素，其實環境因素更為重要。

一、住宅的狀況

身處地狹人稠的亞洲地區，人們很難從家中「看遠景」。看遠景有助於預防近視與老花眼，然而實際住宅的情況並不允許。

二、勤勉向學、工作的性格

不論是台灣人或日本人，學生時代除了上學還要補習、踏出社會後也無止盡地加班，從小就過度使用眼睛，視力自然會受到影響。

三、３Ｃ產品的過度使用

３Ｃ產品的發達和普及，也成為現今社會中造成近視的一大主因。中華民國眼科醫學會表示：「字太小、近距離、晃動空間、長時間」是視力四大殺手。以手機為例，字體大小只有報紙的30至80％，用眼距離約32.2公分，比閱讀一般刊物40.6公分更近。因此，如果經常在晃動的捷運、公車上閱讀，眼睛要不斷調整焦距，容易不適。而長時間看螢幕忘記眨眼，也會造成眼睛疲勞。

避免使老花眼惡化的壞習慣

　　我在前文曾經數次提及，暴飲暴食、睡眠不足、過度工作等習慣會妨礙健康，對眼睛有害而無益。生活中「不經意的行為」也會對眼睛造成不好的影響。光是意識到這些事情，就有助於恢復視力、預防老花眼。在此舉例說明。

「躺著看電視」、「躺著滑手機」是眼睛的天敵

　　各位是否也曾因為吃得很飽，而忍不住躺著，或者側臥用手肘支撐頭部，就這樣看電視呢？躺著看書也是。

　　「躺著」做任何事都要留意。

　　或許自己沒有發現，但是躺著看電視時，左右眼與對象物（電視螢幕）的距離不同。

　　「正確地看」必須用雙眼同時並均衡地接收資訊，從視

網膜傳遞至大腦，在大腦轉換成影像。

當左右眼接收的資訊不同，大腦就會陷入混亂而費力調整的狀態。大腦一旦疲倦，對眼睛自然不好。

此外躺著滑手機時，眼睛與對象物的距離很近。當眼睛疲倦，大腦就會做出「不需要雙眼同時看」的判斷，而由一隻眼睛去看。

這麼一來，不僅左右眼接收的資訊不同，還會造成一隻眼睛的負擔，導致近視、老花眼等。

「躺著」是非常大的誘惑，但請不要忘記「躺著看，一定會傷害眼睛」。

閱讀後立刻入睡，視力也會下滑

睡前閱讀感覺很棒，我也非常喜歡在睡前閱讀，但睡前閱讀會傷害眼睛。

閱讀時，眼睛與書本的距離很近，因此眼睛的肌肉會收

縮。

　　如果閱讀後立刻入睡，表示眼睛是在緊繃的狀態下閉上的。

　　並非閱讀不好，而是「在眼睛的肌肉收縮時入睡」會使視力下滑。

　　使用手機或電腦後立刻入睡亦然。

　　如果可以，請在睡前放鬆眼睛。

　　走到陽台仰望星空是最好的方法，但很麻煩，所以建議各位在閉上眼睛之前，先望向房間距離自己最遠的位置。

　　可能是門把或天花板。

　　排除一切思緒，完全放空地看，就能使眼睛的肌肉放鬆。放鬆眼睛後，就可以入睡了。

⋮翹腳也要留意左右均衡

　　在電車、辦公桌、餐桌前坐下，我們經常會翹腳，不過各位是不是總是將左腿或右腿放在上方呢？

在Chapter 3中，我曾經說明身體的歪斜會對眼睛造成影響，翹腳時總是將左腿或右腿放在上方，將加快身體歪斜的速度。側坐時、盤腿時總是維持相同的方向與姿勢等，也會造成此種情況。

曾經有位前來針灸治療院的女性飽受眼睛疲勞、頭痛之苦，經過許多調查，我們發現她側坐時總是將雙腳擺向右方，若是換個方向，她就連30秒鐘都坐不住。骨骼歪斜使她的身體出現上述不適。

為了避免歪斜惡化，翹腳時也請留意更換方向與姿勢。光是如此，就有助於預防眼睛老花了。

勿暴飲暴食，眼睛才會健康！

透過斷食恢復清晰的視線

　　眼睛與食物密切相關，那是因為眼睛與五臟六腑密切相關。

　　尤其是暴飲暴食、攝取過度糖分會導致老廢物質累積在體內、使血液變得混濁，對眼睛造成不好的影響，更是值得留意。

　　以我自己為例。我年輕的時候曾經斷食一週。這麼做原本很危險，但我是在擁有一定程度的觀念下進行斷食，想藉此了解身體會因斷食出現哪些變化。

　　當時我放進嘴巴裡的只有水與梅乾。我的體型原本就瘦，斷食後更是瘦到前胸貼後背。身體變得十分衰弱，光是

踩一層階梯，我就覺得渾身無力。

唯有視力不同。我感覺自己看得比斷食前清楚。我想是因為排泄物變少，使內臟獲得休息，進而提升了視力。

當然我不建議一般人這麼做。在沒有一定程度的觀念下斷食，可能會對身體造成不好的影響。不過我想這件事情也以不同的形式，證實了「暴飲暴食會傷害眼睛」一事。

吃八分飽對眼睛最好！

用餐時建議各位吃八分飽。吃十分飽，內臟必須全力運作進行消化，會使身體累積許多壓力。若是持續吃十分飽，五臟六腑的疲倦也會影響眼睛。

只要細嚼慢嚥，不需要吃很多，大腦也會覺得很滿足。此外，盛飯時不要裝太滿，比想吃的份量再少一些，就能達到吃八分飽的目的。

抑制食欲的穴道

即使留意飲食不要過量，還是有可能不敵誘惑，或是因為壓力過大而暴飲暴食。

在此介紹三個抑制食欲的穴道。

首先是健胃整腸、控制食欲的「石門穴」，位於距離肚臍下方三指處。

再者是維持腎臟功能、避免飲食過量的「陰谷穴」，位於膝蓋內側。屈膝時膝蓋內側會出現一條橫紋，「陰谷穴」位於拇指這一側的橫紋上方。

最後是避免因壓力而飲食過量的「郄門穴」。「郄門穴」能夠穩定情緒、控制自律神經，進而抑制食欲。位於手腕與手肘中點（內側）。

上述穴道請慢慢地按壓，各刺激6至8次。基本上，刺激穴道都要「一邊吐氣一邊慢慢地按壓、一邊吸氣一邊慢慢地放鬆」。

石門穴

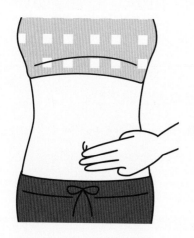 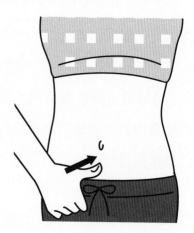

健胃整腸、控制食欲。
以拇指慢慢地按壓距離肚臍下方三指處。

郄門穴

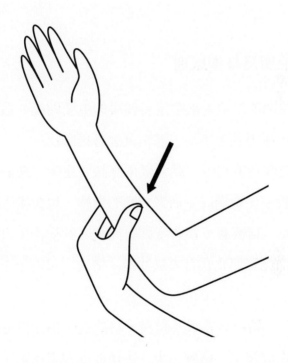

避免因壓力而產生過盛的食欲。
以拇指慢慢地按壓手腕與手肘中點6至8次。

勿過度攝取油脂與糖分！

⁝減少油脂是基本原則

血液循環是決定眼睛是否健康的重要關鍵。血液循環受到阻礙，視力就會下滑，甚至罹患各種眼疾。

從這個角度思考，就會覺得應該要避免「使血液變得濃稠的食物」。會造成生活習慣病的食物，也會傷害眼睛。

首先，請留意不要過度攝取油脂等動物性蛋白質。包括肉類、泡麵等速食含有大量油脂。奶油、起司也不宜過度食用。

各位不妨以老花眼為契機，將飲食習慣從以紅肉為主轉變為以白肉為主。這麼一來，不僅能改善老花眼，還能預防中性脂肪症候群。

⁝小心冷食與甜食

過度攝取糖分會傷害眼睛。當血糖值升高，角膜、水晶體、玻璃體等部份會變得混濁。

包括蛋糕、點心，含糖飲料也要留意。果汁、運動飲料包含的糖分也意外地高。只要以礦泉水與茶取代上述飲料滋潤喉嚨，就能有效預防老花眼。

此外，冷食也要留意。我曾經在P87中提及，「眼睛應該要熱敷」，那樣才能擴張血管以促進血液循環。

食物亦然。溫熱的食物對眼睛比較好。刨冰、冰咖啡，還有使人從頭冷到腳的冰淇淋、冰沙等冷食，切記不要過度攝取。寒冷會使血管收縮，導致血液循環受到阻礙。

即使天氣炎熱，在空調環境中請盡可能選擇溫熱的食物，避免身體著涼。

有益眼睛的食物

　　為了維持眼睛健康，每天的飲食非常重要。請以「不會使血液變得濃稠」而能夠促進血液循環的飲食為主，從體內使眼睛恢復年輕，進而預防老花眼。

　　在此介紹有益眼睛的營養素與含有這些營養的食材。

：維生素Ａ為「眼睛的維生素」

　　維生素Ａ是視網膜最需要的營養，能夠避免眼睛黏膜乾燥、舒緩眼睛疲勞、預防視力下滑等。就視覺來說，維生素Ａ扮演十分重要的角色，因此有「眼睛的維生素」之稱。

　　若是缺乏維生素Ａ，會罹患在暗處看不清楚的夜盲症、眼睛乾燥的乾眼症等眼疾。

富含維生素Ａ的食材有肝臟、茼蒿、鰻魚等。

此外，黃綠色蔬菜也富含維生素Ａ。麻芛、胡蘿蔔等，都是十分優異的維生素Ａ食材。建議透過沙拉、果汁積極攝取。

⋮ＤＨＡ的實力不容小覷

形成視網膜的神經細胞富含不飽和脂肪酸ＤＨＡ，而ＤＨＡ能夠促進大腦與神經組織發育。

視網膜的脂肪酸約有5、6成是ＤＨＡ。人們之所以說：「多多攝取ＤＨＡ會變得更聰明」，是因為ＤＨＡ能夠使神經細胞的細胞膜更加柔軟，提升資訊傳遞的速度。

視網膜含有越多ＤＨＡ就越敏銳，能迅速掌握視覺資訊——也就是說，比較容易看得清楚。

事實上，實驗已經證明ＤＨＡ具備恢復視力的效果。實驗中要求27名受試者每天食用一個含有300毫克ＤＨＡ的麵

包。連續進行一個月之後，有4成的受試者表示「視力恢復了」。

在富含ＤＨＡ的食材中，最受人歡迎的應該是鮪魚。沙丁魚、青花魚、鮭魚等都是十分優異的ＤＨＡ食材。烤魚時產生的油脂富含ＤＨＡ，因此建議以錫箔紙包起來烤，或是裹上麵粉用奶油煎。

⠿抗老化的維生素Ｃ、Ｅ

除了維生素Ａ，其他維生素也是維持眼睛健康不可或缺的營養。

舉例來說，維生素Ｃ能夠避免老花眼惡化、預防白內障。

西印度櫻桃、紅椒、荷蘭芹、綠花椰菜等，都富含維生素Ｃ。

維生素Ｂ１能夠強化視神經、舒緩眼睛疲勞。若是缺乏維生素Ｂ１，可能會影響視神經與肌肉的作用。建議各位透過**豬肉、芝麻、大豆**等食材攝取維生素Ｂ１。

維生素Ｂ２能夠維持神經細胞正常運作，有助於糖分分解與代謝，是舒緩眼睛疲勞不可或缺的營養。**烤海苔、乾香菇、肝臟**等，都富含維生素Ｂ２。

維生素Ｅ與預防白內障、抗老化有關，具備優異的抗氧化作用，能夠抑制導致老化的過氧化油脂在體內產生。杏仁、芝麻等富含維生素Ｅ的食材也含有大量油脂，攝取時要避免過量。

⋮ 保護水晶體與視網膜的葉黃素

預防眼睛老化，首重抑制使水晶體混濁的活性氧，而葉黃素即能有效抑制活性氧。

葉黃素能夠避免眼睛受到活性氧的傷害，還可以保護水晶體與視網膜。此外，許多研究也指出葉黃素能夠有效預防白內障。

黃綠色蔬菜富含葉黃素，建議透過沙拉與燉煮食物等美味料理攝取，果菜汁也是非常好的選擇。葉黃素屬脂溶性，蔬菜拌炒或果菜汁加椰子油，都可以提升吸收率。

保護並強化微血管的花青素

以前就經常聽到人們說：「吃藍莓有益眼睛」，那是因為藍莓含有的花青素能夠提升眼睛功能、改善眼睛疲勞、近視與老花眼。

此外，花青素也能強化眼睛的微血管。

藍莓有許多品種，其中對眼睛最有效的是北歐生產的山桑子。

一般家庭的餐桌鮮少出現藍莓，建議透過藍莓精華等營養補充品攝取。

：別因顧忌而累積壓力

　　相信各位都已經明白有益眼睛的食物，等於「有益健康」的食物，能夠預防成人病。

　　儘管建議各位留意每天的飲食，但請別對自己過度嚴格，心裡總是想著「這個不該吃」、「這個不吃不行」……。

　　顧忌或堅持一多，人們很容易無法承受。若是如此，好不容易吸收了知識卻無法持久。既然因老花眼獲得恢復健康與年輕的機會，請不要變得神經質，量力而為才能持之以恆。

「良好的睡眠」可預防老花眼

∴良好的睡眠能使眼睛與大腦休息

眼睛十分勤奮，從早到晚拼命工作。使眼睛確實休息，才能預防老花眼。

擁有良好的睡眠，就是使眼睛確實休息的方法。一如P41說明，只要在副交感神經活躍的時間，**透過確實的睡眠使眼睛與身體休息，就能夠使自律神經保持平衡**。

良好的睡眠，是指使眼睛與神經遠離資訊與壓力的睡眠。

就寢時，臥室的燈一定要關上。有些人習慣開著燈就寢，然而視神經會自眼瞼接收到光線的訊息，即使睡著了，眼睛還是會覺得很疲倦。

若是戴上眼罩以阻斷光線，更能提升睡眠的品質。

以我自己為例，我曾經協助開發「就寢時戴上即可消除疲勞」的眼罩。

由於以醫療用品的原料、添加數種礦物的特殊原料製作，因此具備「促進血液循環、活化副交感神經、抗氧化」等三重效果。

最近，營造良好睡眠的產品與日俱增。

選擇適合自己的產品也是改善睡眠的方法之一。

∷「無光、無聲」是放鬆的關鍵

相同的，沒關電視就睡覺、聽著音樂睡覺都不適合。即使自己覺得熟睡，只要有聲音或音樂經由耳朵進入大腦，大腦就無法放鬆。

「我夢到之前在電視上看到的女演員」、「當我夢到自己在吃漢堡排時，醒過來就發現電視正在播出美食節

目」……各位是否有過這些經驗？這些都證明了人們入睡後，大腦仍在處理資訊。

良好的睡眠必須在昏暗、寧靜的環境中進行，請以「無光、無聲」的方式，讓眼睛與大腦徹底休息。

失眠是因為大腦沒有休息

由於背負著沉重的壓力，許多現代人飽受失眠之苦。許多年輕人甚至必須服用安眠藥才能入睡。

失眠的原因五花八門，而中醫認為失眠與大腦過於活躍有關。

某位長者曾經說：「我每次通宵觀賞足球轉播比賽，到了早上總是很想睡卻睡不著」。那是因為身體需要睡眠，大腦卻處於看電視的狀態，還很活躍。

飽受失眠之苦的人請先使大腦恢復平靜，悠閒地泡澡就是個不錯的選擇。

此外，必須留意身體緊張、受寒亦會使大腦活躍。就寢前請避免飲用冷飲，適度伸展後再進入被窩。只要身體不再緊張、大腦確實休息，就比較容易擁有良好的睡眠。

∵刺激穴道以舒適入眠

若即使如此還是覺得「無法入睡」、「睡眠很淺」，建議刺激下列穴道。

首先是放鬆身心、促進熟睡的「期門穴」。「期門穴」位於第九肋骨邊緣與乳頭向下延伸的直線交叉處。

以雙手的拇指按壓，感覺就像是將肋骨向上推一般。一邊吐氣，一邊慢慢地按壓；一邊吸氣，一邊慢慢地放鬆。

不僅如此，據說名為「失眠」的穴道自古以來即有「改善失眠的效果」。「失眠穴」位於腳踝圓形突起處正中央。請以刺激「期門穴」的方式刺激「失眠穴」。由於力道較強的刺激更為有效，不妨使用指壓棒或原子筆等輔助工具。

「巨闕穴」是為人所知的安眠穴道。藉由消除胃部不適等胸骨周圍的緊張，使大腦恢復平靜。「巨闕穴」位於距離胸骨正中央下方一指處。

　　刺激「巨闕穴」的方法與刺激「期門穴」的方法相同。搭配具備放鬆效果的淋巴按摩，更能緩和大腦的亢奮。

期門穴

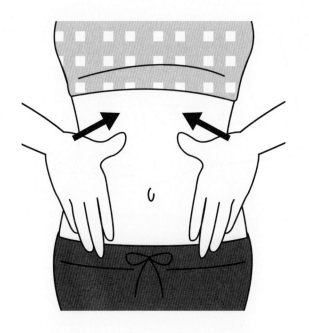

放鬆身心的穴道。
以雙手的拇指向上按壓乳頭正下方的肋骨邊緣。

巨闕穴

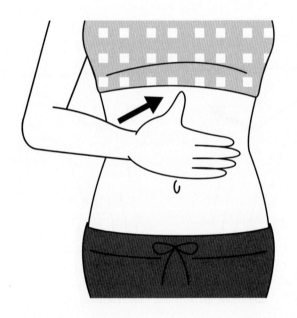

放鬆身心的穴道。
以雙手的拇指向上按壓乳頭正下方的肋骨邊緣。

沐浴也能改善老花眼?!

፧泡澡促進血液循環

　　日本是世界數一數二的長壽國。我認為「泡澡文化」是原因之一。因為泡澡不僅能清潔身體，還能促進血液循環。

　　相信各位小時候都曾經聽過「注射疫苗那天不要泡澡」這種說法，那是因為泡澡會促進血液循環，猶如輕微運動。

　　眼睛、身體皆首重血液循環，只要全身暖和，老廢物質就會與汗水一同排出體外。

　　順帶一提，許多針灸治療師會對接受針灸治療的患者說：「今天盡可能不要泡澡。」

　　針灸治療師之所以這麼說，是因為泡澡雖然有益身心，但接受針灸治療等於將身體的平衡調整至最佳狀態，「若因

泡澡而破壞平衡就太可惜了」。

　　一如前文所述，眼睛的問題大多是因缺血而起。

　　眼睛有許多血管，自然也有許多血液。為使血液循環順暢，沐浴是生活中最簡單的方法之一。

　　近來，越來越多人以淋浴取代泡澡。然而，悠閒地泡澡還是比較好。

　　沐浴時搭配Chapter 2介紹的眼球運動，更能預防老花眼。

只要一分鐘，就能治療老花眼！

　　刺激穴道、按摩、改善生活習慣、注重飲食等，我在前面說明了許多改善老花眼的方法。

　　在此，我將介紹能夠輕鬆改善老花眼、訓練眼睛與大腦的方法，各位不妨於通勤途中或做家事時試試看。

從車廂內確認招牌

　　搭乘捷運、公車通勤的人，請將通勤時間轉變為運動時間。由於通勤路線相同，想必各位對車廂窗外的景色一定很熟悉。「每天看著相同的景色」這一點很重要。

　　方法很簡單。只要從行進中的車廂確認窗外的招牌與經過的文字即可。請盡可能交錯確認「遠處的招牌」與「近處的招牌」。

此訓練可以鍛鍊對焦的肌肉，也就是睫狀肌，亦可提升大腦的認知能力。

此外，為了掌握視力恢復的變化，請觀察每天看見的景色有何不同。這一點非常重要。

如果能夠清楚看見以往看不清楚的招牌，表示視力正在恢復。相反的，如果看不清楚以往能夠看見的招牌，或許是罹患眼疾的前兆。

閱讀報章雜誌

包括通勤途中，在家裡閱讀報章雜誌也可以進行訓練。

報章雜誌印有各式各樣的文字，大標題屬大、小標題屬中，內文則屬小。

首先將焦點固定在最小的文字上，接著以相同的距離閱讀「大文字→中文字→小文字」。閱讀時盡可能不要移動

頭部，以眼睛來回閱讀「Ａ的標題→內文→Ｂ的標題→內文」。

這時候你會深切感受到水晶體不斷努力地對焦。習慣之後，水晶體的調節能力就會提升，進而使視力恢復。

此外，請觀察「最小文字的對焦距離」。持續進行訓練之後，對焦距離應該會逐漸縮短。請一定要體驗一下「視力恢復的喜悅」。

閉上眼睛就能使眼睛放鬆

沒事時請閉上眼睛。眼睛只要一睜開，就開始工作。即使不刻意看，眼睛也會持續接收光線與資訊。

因此要記得閤眼使眼睛休息。即使不入睡也無妨。由於與睡眠不同，因此可以在光亮處或電視前進行。數秒鐘或數分鐘皆宜，請依個人喜好調整。閤眼時不妨在心裡默默對眼睛說：「休息一下吧。」

閤眼能夠消除眼睛的疲倦，使眼睛確實運作。

此外，閉上眼睛還可以穩定情緒。情緒穩定有益於肝臟，日文甚至以「肝臟穩若泰山」來形容一個人具備足夠的膽識。由此可知，情緒穩定也會對眼睛產生很好的效果。

⋮工作結束後伸伸懶腰

改變動作前請伸伸懶腰，比如說工作或打掃等家事告一段落、看電視後、就寢前等。背部向後彎使胸腔擴張，好好地伸展身體。

彎腰駝背坐在電腦前或使用吸塵器，只要伸展身體，就能放鬆原本緊繃的肌肉。

此外，比起使身體向前彎的腹肌，使身體向後彎的背肌、牽引肌等更容易老化，必須經常活動。只要在日常生活中培養「伸展身體向後彎」的習慣，就可以鍛鍊背肌。

不僅如此，放鬆肌肉還能促進眼部血液循環。

只要伸展身體加上深呼吸，就能使體內充滿新鮮的氧氣，預防眼睛缺氧。

觀賞體育競賽鍛鍊眼肌

積極活動眼睛使眼睛獲得豐富的血液，外出是一種很好的方法。

在此，我要向各位推薦觀賞體育競賽。

尤其是網球、足球等球會動來動去的球類競賽，能夠充分訓練眼球。視線追著球跑的時候，記得不要移動身體，只要移動眼球。

此外，與其遠距離觀賞，從靠近球場處觀賞將大幅移動眼球，更為有效。

不是職業體育競賽也無妨，只要前往學校、市民廣場、公園等處散步，就能看見熱中於球類競賽的孩子們或媽媽們。屆時請停下腳步，把握「訓練眼睛的大好機會」。

吃綠色的食物、看綠色的景物

中醫認為「眼睛需要綠色」

中醫認為眼睛與肝臟的關係密切。「肝開竅於目」，肝臟的問題也會顯現於眼睛。

此外，中醫的陰陽五行說認為五臟分別對應著五種顏色。

其中肝臟對應了綠色。也就是說，**綠色的事物會影響肝臟**，並進一步影響眼睛。以食物為例，就是綠色蔬菜，請盡可能攝取。

看綠色的景物也能保養眼睛。比如說從陽台眺望遠方的綠色、森林浴等，都能夠為眼睛帶來好的影響。

避免眼睛受到紫外線傷害

人類是喜愛大自然的動物。一早起來沐浴在晨光之中，就會感覺心情喜悅且身體充滿能量。

然而，紫外線是眼睛的天敵。根據流行病學調查發現，紫外線照射量多的地區容易引起白內障，而白內障惡化的速度也比較快。

因為紫外線會使眼睛產生大量活性氧，導致水晶體氧化，進而混濁。

外出時請保護眼睛避免受到紫外線的傷害，比如說使用能夠隔絕紫外線的陽傘、太陽眼鏡等。不僅是日照強烈處，陰涼處也要十分留意。

色　彩	黑色	白色	黃色	紅色	綠色
內　臟	腎臟	肺臟	脾臟	心臟	肝臟
器　官	耳朵	鼻子	嘴巴	舌頭	眼睛
味　覺	鹹味	辣味	甜味	苦味	酸味

避免眼睛受到電腦、手機與電視的傷害！

⦂液晶螢幕容易傷害眼睛

我在前面曾經提到電腦、手機、電視等「近距離觀看」、「長時間凝視」會造成眼睛的問題。除此之外，上述事物會對眼睛帶來其他不好的影響。

那就是液晶螢幕使用的背光—ＬＥＤ。

與太陽自然光、映像管相比，ＬＥＤ會散發大量藍光，而藍光會帶給眼睛過度負擔。

不僅如此，據說藍光也是引起白內障、黃斑部病變（位於視網膜的黃斑部病變）的原因之一。另外，藍光也與肩膀僵硬、眼睛疲勞、自律神經失調等各種身體不適有關。

避免藍光傷害眼睛

然而，這並不是說大家為了眼睛「不能使用電腦與手機」。保護眼睛的同時，妥善使用才是最好的方法。

為了避免藍光傷害眼睛，請將電腦、電視的螢幕亮點設定為「弱」。

此外，請與電腦等螢幕保持至少50公分的距離。如果眼睛還是會疲勞，請使用隔絕藍光的眼鏡。

二「不」四「要」

若要保護眼睛的同時妥善使用電腦等，必須謹記二「不」。

一是「不暫時停止呼吸」、二是「不駝背」。大家是否有所警覺呢？

當我們專注於電腦等螢幕，經常會不知不覺地暫時停止呼吸。不僅如此，身體也會不知不覺地向前傾斜而駝背。首先留意二「不」，眼睛的疲勞就能稍微緩解一些。

接下來，我將介紹四「要」。

一、要眨眼

眨眼扮演著「滋潤雙眼」的重要角色。眨眼次數若是過少，甚至有可能會引起乾眼症。觀看螢幕的時候，請留意一定要眨眼。

二、要轉移目標

當眼睛盯著螢幕其中一點，會感到極度疲倦。眼睛肌肉缺乏活動，老花眼等症狀可能會惡化。為此，請不時轉移目標，看看其他地方。像是門邊、窗外或是牆上的海報、月曆，都是很好的選擇。

此外，在座位附近張貼視力表，隔幾分鐘確認一下眼睛的情況也很有效。

三、要休息

為了眼睛的健康著想，每隔30至50分鐘最好休息一下。無論怎麼樣，每隔1小時一定要休息。

休息的時候請一定要起身。不僅移開視線很重要，活動身體也很重要。

四、要深呼吸

眼睛與大腦若要確實運作，氧氣不可或缺。就像我在二「不」提到的，人在專注時容易暫時停止呼吸，導致呼吸變淺而缺氧。

越是專注越是要深呼吸，為身體與眼睛運送新鮮的氧氣。

不要依賴眼藥水與補給品

⋮ 使用眼藥水的訣竅為「不過量」

罹患白內障等眼疾的患者，可以透過眼科醫師開立的眼藥水，減緩症狀惡化的速度或者預防發病。

在此我談的並非眼疾，而是從「預防與改善老花眼」的觀點來看，如何使用眼藥水與補給品。

使用眼藥水的重點在於「不過量」。

每次視線模糊、眼睛疲倦就點眼藥水，會使眼睛產生「有外力相助」的錯覺，導致眼睛製造淚水等功能逐漸衰退。

此外，藥物有所謂的「耐受性」。持續使用眼藥水，會使眼睛習慣而影響藥效。

最近的市售眼藥水含有豐富的營養成分，但如果要使用，建議各位使用不含營養成分的生理食鹽水。

使用頻率為「一天一次，以乾淨的水清潔眼睛，使眼睛感到舒適」的程度即可。

儘管眼睛疲勞等症狀不一，但請務必避免頻繁使用眼藥水。

：聰明運用補給品

人類吸收營養的能力會隨著老化而衰退。雖然希望各位透過每天的飲食攝取眼睛需要的營養，但如果忙碌，不妨運用補給品充足攝取。

最近美國醫界發表了一項研究結果，「抗氧化的機能性食品能夠有效預防黃斑部病變」。為此，開立補給品的眼科醫師越來越多。

然而補給品與眼藥水相同，請勿攝取過量，補充不足的部份即可。

尋找值得信賴的眼科

∷三十歲後定期檢查眼睛

不可思議的是，雖然健康檢查會測量「視力」，卻鮮少確實檢查眼睛。建議各位三十歲後定期檢查眼睛。

眼科進行的檢查主要分為「視力」、「視野」、「眼壓」與「眼底」。

透過這些檢查，不僅可以確認自己觀看的能力，還可以觀察是否出現白內障、青光眼，甚至是動脈硬化等各式各樣的徵兆。

各位不妨以慶祝生日的心情，每年檢查一次眼睛。

∷最好擁有熟悉的眼科醫師

如果可以，希望各位都有「固定前往就診的眼科」。

就我的經驗來說，值得信賴的醫師都很懂得「聆聽」。

當你就診時遇見醫師願意花時間聆聽你的症狀、說明你的情況，想必那名醫師應當值得信賴。

眼睛不像一般傷口只要短期治療即可。比如說近視會加深數年甚至數十年。即使接受雷射手術，效果也非永遠。

因此，希望各位尋找值得信賴的眼科，固定前往就診，讓醫師成為長期守護你眼睛的夥伴。

⠿ 整理「個人資訊」並向醫師正確傳達

前往眼科就診時，請盡可能仔細說明目前的情況。

首先是眼睛的症狀與視野。

像是「我覺得視線很模糊，就像香菸的煙飄過眼前那樣，有一層白白薄薄的霧」、「看報紙沒問題，但看街上的招牌就會出現重疊的影像，尤其是電子看板」等，盡可能仔細說明。

此外，也要告訴醫師「左邊的眼睛還是右邊的眼睛」、「什麼時候開始出現症狀」、「什麼時候比較嚴重」等資訊。

其他包括曾經罹患的眼疾、身體的老毛病、目前服用的藥物、生活習慣（飲酒、吸菸、使用電腦的頻率等）也要告訴醫師。

也就是說，前往眼科就診時必須先整理「關於眼睛、身體、生活的個人資訊」。

一如前文所述，值得信賴的醫師會希望獲得檢查或數字無法呈現的資訊。希望各位事前做好準備，當醫師詢問「什麼時候開始出現症狀」等問題時立即回答，不需要另外思考。

重要的不是請眼科醫師「治癒眼疾」，而是與眼科醫師同心協力，確實守護自身眼睛的健康。

持久的祕訣

：發現樂趣

前面我介紹了各式各樣預防並改善老花眼的方法。

請先從自己覺得「似乎可以做得到」、「想要嘗試看看」的方法著手進行。接著，請觀察「咦？變得不一樣了」的感覺，即使只是一些小地方也無妨。

比如說「以前到了傍晚就會覺得視線模糊，今天卻很清楚」、「今天早上看報紙完全沒有問題」、「景色變得好清晰呀」等細微的發現。

只要發現樂趣，人就會覺得「可以再努力一些」。「可以再努力一些」的心情累積起來，就能預防眼睛老化。

不要責備自己「不努力、沒進步」

相反的，一開始就充滿幹勁的人反而要注意。若是因為不努力而意志消沉、情緒低落，心就會老化。

不需要因為自己偷懶而後悔。今天沒做，明天再做就好了；早上看不清楚，睡前能稍微看得遠一些就好了。

請不要過度執著，稱讚努力的自己、原諒不努力的自己。

這正是開心而不勉強的持久祕訣。

選擇適合自己的枕頭

你是否慎選枕頭？

枕頭是影響睡眠品質不可或缺的角色。如果使用不適合自己的枕頭，就寢時身體就會處於緊繃的狀態，進而無法熟睡。不僅如此，起床之後還會覺得肩膀、頸部十分僵硬、疼痛。

對於枕頭，每個人喜愛的形狀、軟硬、大小與材質不同。中醫認為理想的枕頭，必須使頸部維持與站立時相同的狀態。

有「遲遲無法入睡」、「起床還是覺得很累」、「一下子就醒了」等問題的人，請重新檢視自己的枕頭。

身體文化 0130

骨盤枕名醫親授一分鐘神奇視力回復法：
按穴道、護頸椎，從此看報滑手機超清晰，享受一輩子的 1.0。
1分のツボ押しで「老眼」は回復する！

作　　　者 —— 福辻銳記
監　　　修 —— 森　和
譯　　　者 —— 賴庭筠
主　　　編 —— 陳慶祐
責任編輯 —— 王俞惠、張沛榛
責任企劃 —— 汪婷婷
全書設計 —— 比比司設計工作室
內頁排版 —— 時報出版美術製作中心
董 事 長
　　　　　—— 趙政岷
總 經 理
總 編 輯 —— 周湘琦
出 版 者 —— 時報文化出版企業股份有限公司
　　　　　　10803 台北市和平西路三段二四〇號七樓
　　　　　　發行專線 ——（〇二）二三〇六—六八四二
　　　　　　讀者服務專線 —— 〇八〇〇—二三一一七〇五
　　　　　　　　　　　　　（〇二）二三〇四—七一〇三
　　　　　　讀者服務傳真 ——（〇二）二三〇四—六八五八
　　　　　　郵撥 —— 一九三四四七二四時報文化出版公司
　　　　　　信箱 —— 台北郵政七九～九九信箱

時報悅讀網 —— http://www.readingtimes.com.tw
生活線臉書 —— https://www.facebook.com/ctgraphics
電子郵件信箱 —— books@readingtimes.com.tw
法律顧問 —— 理律法律事務所　陳長文律師、李念祖律師
印　　　刷 —— 盈昌印刷有限公司
初版一刷 —— 二〇一五年十月二日
定　　　價 —— 新台幣二六〇元

⊙行政院新聞局局版北市業字第八〇號
版權所有 • 翻印必究（缺頁或破損的書，請寄回更換）

1-PUN NO TSUBO-OSHI DE "ROUGAN" WA KAIFUKU SURU !
Copyright © 2014 by Toshiki FUKUTSUJI
Supervised by Kazu MORI
Illustrations by At Illust-factory
First published in Japan in 2014 by PHP Institute, Inc.
Traditional Chinese translation rights arranged with PHP Institute, Inc.
through Bardon-Chinese Media Agency

骨盤枕名醫親授 一分鐘神奇視力回復法：按穴道、護
頸椎，從此看報滑手機超清晰，享受一輩子的1.0。 /
福辻銳記著；賴庭筠譯. -- 初版.-- 臺北市：時報文化，
2015.09
192面；14.8*21公分. --（身體文化；CSC0130）譯自：1
分のツボ押しで「老眼」は回復する！
ISBN 978-957-13-6340-0(平裝)

1.眼科 2.眼部疾病 3.視力保健

416.7　　　　　　　　　　　　　104012655

ISBN 978-957-13-6340-0
Printed in Taiwan